collection

PAES

QCM illustrés d'anatomie

Anatomie générale, tête et cou, petit bassin

UE 5

Fernand de Peretti

Professeur des universités en anatomie
et chirurgie orthopédique et traumatologique

Chef du service de traumatologie orthopédique
de l'hôpital St-Roch (CHU de Nice)

Benjamin Maes

Illustrateur médical

Technicien en anatomie au laboratoire d'anatomie normale
de la faculté de médecine de Nice

ellipses

- *Aide-mémoire d'anatomie descriptive humaine. Appareil locomoteur.* J.-M. Le Minor et F. Billmann
- *Anatomie en 1001 QCM (L'),* G. Biette
- *Anatomie topographique. Cavité pelvienne. Membres inférieurs,* C. Maillot
- *Anatomie topographique. Parois du tronc, viscères de l'abdomen,* C. Maillot
- *Anatomie topographique. Viscères du thorax. Membre inférieur,* C. Maillot
- *Bases cellulaires et moléculaires du développement*, C. Chanoine
- *Biochimie structurale et métabolique. QCM / QROC réponses commentées*, S. Andre
- *Biochimie en 1001 QCM (La),* J. R. Gontier
- *Biochimie métabolique, 2e édition,* J. Borg et A. Reeber
- *Biologie cellulaire et moléculaire,* S. Andre
- *Biologie cellulaire et moléculaire,* P. Pernas
- *Biologie cellulaire, moléculaire et génétique en 1001 QCM,* M. Ghorbal
- *Biochimie structurale et métabolique,* S. Andre
- *Biologie cellulaire en 1001 QCM et QROC (La),* J.-Ch. Cailliez
- *Biologie moléculaire en 1001 QCM et QROC (La),* J.-Ch. Cailliez
- *Biophysique en 1001 QCM (La),* J.-M. Escanyé, A. Durand et A. Naoun
- *Biophysique / Physico-chimique / Physique,* J. Magné
- *Biophysique,* A. Durand, J.-M. Escanyé et A. Naoun
- *Biostatistique et Probabilités,* M. Mercier
- *Biostatistique, rappels de cours et exercices corrigés*, J.-L. Golmard
- *Chimie. Chimie générale et chimie organique,* M. Polisset et L. Salles
- *Chimie générale,* M. Gruia et M. Polisset
- *Chimie générale en 1001 QCM (La)*, J. Bonin, D. Marchal
- *Chimie générale en UE1 : exercices et annales corrigés et commentés (La)*, A. Gédéon
- *Chimie organique se met à table (La). Annales de l'université,* L. Jullien, L. Fensterbank et C. Goasdoué
- *Chimie organique,* M. Gruia et M. Polisset
- *Chimie organique et isomérie,* S. Rubio
- *Chimie organique en 1001 QCM (La),* J. Gontier
- *Chimie organique,* Amal M. Chlyeh
- *Cours de chimie générale*, A. Gédéon
- *Cours particulier de chimie,* B. Ablain
- *Cytologie et l'Histologie en 1001 QCM (La),* G. Grignon
- *Dictionnaire de Biologie cellulaire et moléculaire,* J.-Ch. Cailliez et K. Verreman
- *Éléments de statistiques à l'usage des étudiants en Médecine et en Biologie,* B. Legras
- *Embryologie humaine élémentaire,* G. Pradal
- *Épreuves corrigées de Chimie posées aux CHU de la région parisienne,* M. Gruia et M. Polisset
- *Épreuves corrigées de Chimie posées aux CHU de la région parisienne, tome 2,* M. Gruia et M. Polisset
- *Essentiel de Chimie générale (L'),* L. Salles
- *Essentiel de Chimie organique (L'),* L. Salles
- *Essentiel de la Physique (L'),* J.-C. Lévy
- *Exercices et annales de chimie générale corrigés et commentés,* A. Gédéon
- *Exercices corrigés et commentés de Biochimie,* J.R. Gontier
- *Exercices corrigés et commentés de Biologie cellulaire, 4e édition,* P. Cau
- *Exercices corrigés et commentés de Biologie moléculaire,* G. Millat
- *Exercices corrigés de Chimie générale,*M. Gruia et M. Polisset
- *Exercices corrigés de Chimie organique,* M. Gruia et M. Polisset
- *Exercices corrigés et commentés de Génétique,* J.R Gontier
- *Exercices corrigés et commentés de Physiologie,* J.R. Gontier
- *Éléments de biostatistiques, exercices corrigés, QCM et rappels de cours à l'usage des étudiants en médecine et en biologie,* Fr. Kohler
- *Génétique en 1001 QCM (La),* J.R. Gontier
- *Manuel de Statistiques, 2e édition,* G. Forzy
- *Physiologie en 1001 QCM (La),* M. Ghorbal
- *Physique. Cours, exercices et annales corrigés,* D. Benredjem, G. Kasperski
- *Physique. Nouveau programme L1 santé,* C. Lavelle
- *Physique (Mécanique - Thermodynamique - Phénomènes ondulatoires - Électricité - Magnétisme - Électromagnétisme),* J. Magné
- *Physique (Mécanique - Électricité - Magnétisme - Électromagnétisme),* J. Magné
- *Physique Médicale*, N. E. Hakiki
- *Propriétés thermodynamique de la matière. Thermochimie,* J.-C. S. Lévy
- *QCM de Biostatistique et Épidémiologie,* collectif
- *QCM de Chimie, Biochimie et Biologie moléculaire,* M. Richard et R. Rousson
- *QCM et exercices corrigés et commentés d'Histologie et d'Embryologie, nlle édition,* D. Heymann (coord.)
- *Révisions et autoévaluation en biologie cellulaire et en histologie,* J.-Ch. Cailliez
- *Révisions et autoévaluation en biologie moléculaires et génétique,* J.-C. Cailliez et K. Verreman
- *Statistiques médicales et biologiques*, F. Borsali
- *Toute la Chimie en 151 exercices corrigés et commentés,* collectif

Dans la collection *Les Cours de PAES*

- *Annales de chimie générale (UE1),* F. Launay, A. Gédéon
- *Approche physique du transport de la matière dans les milieux biologiques,* W. Urbach, M.-C. Faure, B. C. Forget, J. Berges, N. Taulier
- *Bases cellulaires et moléculaires du développement,* C. Chanoine
- *Bases de Physiologie générale,* P. Lonchampt
- *Biochimie métabolique,* J. Borg et A. Reeber
- *Biologie cellulaire et moléculaire de la cellule eucaryote,* Chr. Chanoine, Fr. Charbonnier
- *Biologie de la reproduction humaine,* J.-P. Dadoune
- *Chimie générale en fiches et QCM (UE1), (La),* F. Launay, A. Gédéon
- *Considération moléculaire, métabolique et physiopathologique de la nutrition humaine*, Chr. Perier
- *Consultations de chimie organique,* L. Jullien et L. Fensterbank
- *Cours de Biologie cellulaire, 4e édition,* P. Cau et R. Seïte
- *Cours de biostatistique à l'usage des étudiants en médecine et en biologie*, Fr. Kohler, B. Legras
- *Cours de Chimie générale, 2e édition,* P. Chaquin
- *Cours de Résonance magnétique : spectroscopie et imagerie,* J. Vion-Dury
- *Cytobiologie, 2e édition,* J. Alliet et P. Lalégerie
- *Embryologie et Biologie du développement. Embryogenèse et développement de l'homme,* J.-M. Meunier et B. Dorian
- *Embryologie humaine élémentaire,* G. Pradal
- *Histologie,* G. Grignon
- *Initiation à la chimie médicale,* J. Farjanel, F. Perret, J. Borg
- *Physique et biophysique - rappel de cours, exercices et QCM corrigés,* J.-M. Escanye, A. Durand
- *Précis de Cytologie et d'Histologie,* G. Grignon

ISBN 978-2-7298-6347-0

32, rue Bargue 75740 Paris cedex 15

www.editions-ellipses.fr

Avant-propos

Cet ouvrage contient des QCM du nouveau programme de la PAES en anatomie. Toutes les variétés de QCM sont présentées afin de permettre un entraînement complet.

La première partie concerne l'anatomie générale (UE5), la deuxième partie contient des QCM sur la tête et le cou, la troisième partie est relative au petit bassin de la femme.

Le libellé des questions est chaque fois précisé, excepté pour les questions de cause à effet dont le patron, auquel il faudra toujours se référer, est précisé ci-dessous :

Réponse a : si le fait et la raison proposés sont tous les 2 exacts et liés par une relation de cause à effet

Réponse b : si le fait et la raison sont tous les 2 exacts mais ne sont pas liés par une relation de cause à effet

Réponse c : si le fait est exact mais la raison proposée est fausse

Réponse d : si le fait est faux mais si la raison proposée est exacte

Réponse e : si le fait et la raison proposés sont tous les 2 faux.

Les solutions se trouvent à la fin de chaque chapitre et le nombre de questions permet l'adaptation aux particularités du programme de chacune des facultés.

La difficulté des questions est variable, certaines dépassent le cadre de l'anatomie générale, elles sont indiquées par le signe (+).

Le signe (+) n'apparaît pas dans les 2e et 3e parties qui concernent des enseignements spécifiques.

Professeur Fernand de PERETTI

Table des matières

Première partie
Anatomie générale

Deuxième partie
Anatomie de la tête et du cou

Troisième partie
Anatomie du petit bassin de la femme

Première partie

Anatomie générale

Chapitre I : appareil locomoteur

De la question 1 à la question 7 : donner la réponse juste.

1. À propos de l'origine de l'appareil locomoteur, on peut dire que :

a. Il provient des somites.
b. Il provient de l'ectoblaste.
c. Il provient de l'endoblaste.
d. Il n'apparaît qu'à la 8e semaine.
e. Le tissu osseux et le tissu cartilagineux ont une origine différente.

2. À propos de l'ossification enchondrale, on peut dire que :

a. Elle concerne l'ossification des os de la calvaria.
b. Elle ne concerne que les os longs.
c. Elle débute par l'apparition d'une matrice cartilagineuse au sein du mésenchyme.
d. Elle débute par l'apparition d'une matrice cartilagineuse au sein de l'ectoblaste.
e. Elle débute par l'apparition d'une matrice osseuse au sein du sclérotome.

3. À propos de l'ossification enchondrale et de la croissance des os, on peut dire que :

a. Au centre de la matrice des os long apparaît le point chondral primaire.
b. La croissance des points d'ossification est de type centripète.
c. Les points d'ossification apparaissent à une date aléatoire.
d. Le cartilage des extrémités épiphysaires donne le cartilage épiphysaire de croissance.
e. La plaque cartilagineuse située entre l'épiphyse et la diaphyse prend le nom de cartilage épiphysaire (ou de croissance).

4. À propos de la croissance et du développement des os, on peut dire que :

a. Un seul type d'ossification intervient au niveau du segment céphalique.
b. Les os plats de la calvaria se forment suite à l'apparition d'une maquette cartilagineuse.
c. L'ossification membraneuse est caractérisée par l'apparition d'ostéoblastes sans passer par l'étape cartilagineuse.
d. La croissance des os de membrane se fait de façon centripète.
e. Les os provenant de l'ossification membraneuse ne présentent pas de tissu spongieux.

5. À propos du développement des muscles, os et articulations du segment céphalique, on peut dire que :

a. L'origine mésenchymateuse provient uniquement des arcs branchiaux.
b. Il y a chez l'homme 6 arcs branchiaux.
c. Les os de la calvaria proviennent du 1er arc branchial.
d. Les cartilages thyroïde, cricoïde et arythénoïdes du larynx proviennent des 4e et 6e arcs branchiaux.
e. La croissance des os de la calvaria est indépendante de la croissance du cerveau (+).

6. À propos des os, on peut dire que :

a. Les os du pied sont des os courts.
b. Les os de l'épaule sont des os plats.
c. Les os des ceintures sont des os plats.
d. Les os des membres sont des os longs.
e. Aucune des propositions précédentes n'est juste.

7. À propos des reliefs et dépressions des os, on peut dire que :

a. Les cavités pneumatiques n'existent qu'à l'intérieur des os de la face et de la base du crâne.
b. Les cavités articulaires contiennent du gaz.
c. Les sillons sont des lignes de fragilité osseuse.
d. Les gouttières sont des cavités articulaires.
e. Les épines sont des formations pathologiques dues à l'arthrose.

De la question 8 à la question 15 : donner la réponse fausse.

8. À propos de l'os, on peut dire que :

a. L'os est un matériau composite ayant une structure lamellaire.
b. L'os compact est recouvert en tout point de périoste.
c. La diaphyse des os longs est faite d'os compact contenant de l'os spongieux.
d. Les lamelles d'os spongieux emprisonnent du tissu hémato-poïétique.
e. Les épiphyses sont recouvertes de cartilage articulaire.

9. À propos de la structure de l'os, on peut dire que :

a. Le tissu osseux compact a une structure fibrillo-lamellaire.
b. L'unité métabolique de l'os compact est l'ostéon.
c. Chaque ostéon est centré par un canal autour duquel sont disposées des lamelles osseuses concentriques.
d. Le tissu spongieux a une structure lamellaire.
e. Les travées osseuses de l'os spongieux sont réparties aléatoirement dans l'épiphyse et la métaphyse.

10. **À propos de la vascularisation des os, on peut dire que :**

a. Les artères nourricières cheminent essentiellement dans la cavité médullaire.
b. Les artères périostées forment un réseau anastomotique à la surface de l'os.
c. Les artères métaphysaires sont très développées.
d. La vascularisation épiphysaire des os long est précaire et vulnérable.
e. Les artères osseuses présentent de multiples anastomoses.

11. **À propos de la croissance des os, on peut dire que :**

a. Les os présentent 2 pics de croissance, l'un au cours de la 3e année, l'autre lors de la puberté.
b. Le cartilage épiphysaire (de croissance ou de conjugaison) est responsable de la croissance en longueur.
c. Le périoste est responsable du remodelage osseux et de la croissance en épaisseur.
d. De part et d'autre du cartilage épiphysaire existent des lacs veineux.
e. La croissance en longueur est plus importante au niveau des « épiphyses fertiles » qui sont « près du genou et loin du coude ».

12. **À propos de la biomécanique osseuse, on peut dire que :**

a. Les os longs soumis à une compression verticale présentent un phénomène de flambage.
b. C'est au centre de la diaphyse des os longs que la pression est la plus importante.
c. Au niveau du tissu spongieux, les lamelles osseuses forment des travées qui matérialisent les lignes de force.
d. Les lamelles d'os spongieux des os longs se répartissent sous forme d'arcs ou d'ogives.
e. Il existe dans les travées spongieuses des zones de faiblesse où surviennent fréquemment des fractures.

13. **À propos de la biomécanique osseuse on peut dire que :**

a. L'os est un matériau élastique.
b. L'os spongieux est plus élastique que l'os cortical.
c. In vivo l'os est plus résistant qu'in vitro car il est haubané par des muscles.
d. L'os présente 3 types de rupture : par surcharge, par fatigue et pathologique.
e. Après rupture l'os présente un phénomène de consolidation avec persistance à vie d'une zone fragile (+).

14. À propos des articulations synoviales, on peut dire que :

a. Le cartilage articulaire est blanc nacré.
b. Le cartilage articulaire est d'autant plus épais que la pression qui s'y exerce est faible.
c. Le cartilage articulaire a une structure en nid d'abeille.
d. Le liquide synovial a une viscosité variable en fonction de la vitesse du mouvement et de la pression articulaire.
e. Le liquide synovial peut exercer 3 types de lubrification : hydrodynamique, limite et gélification (+).

15. À propos des articulations, on peut dire que :

a. Les articulations sont dites complexes quand il y a plusieurs types d'articulations dans plusieurs cavités articulaires (ex. coude, genou).
b. Les articulations cartilagineuses sont caractérisées par un fibrocartilage interposé entre 2 surfaces encroûtées de cartilage.
c. Les articulations synoviales possèdent une cavité articulaire avec une membrane synoviale.
d. Les articulations fibreuses sont caractérisées par un interligne articulaire occupé par du tissu fibreux.
e. Les os de la calvaria sont unis par des sutures.

De la question 16 à la question 22 : donner la réponse juste.

16. À propos des articulations synoviales, on peut dire que :

a. Les articulations sphéroïdes (ou cotyloïdiennes ou énarthroses) ont 2 axes de mobilité.
b. Les surfaces articulaires de l'articulation en selle ont la forme d'un fragment de cylindre.
c. Les articulations planes ne présentent pas de mobilité.
d. La ginglyme ou articulation trochléenne présente 2 axes de mobilité.
e. L'articulation ellipsoïde (ou condylaire) présente 2 axes de mobilité.

17. À propos des articulations synoviales, on peut dire que :

a. L'articulation sphéroïde est formée par l'emboitement d'un fragment de sphère pleine dans un fragment de sphère creuse, c'est une rotule mécanique.
b. L'articulation condylaire oppose 2 surfaces taillées dans un fragment de poulie.
c. L'articulation en selle oppose 2 fragments de cylindre.
d. L'articulation trochoïde oppose 2 fragments de tore.
e. La ginglyme ou trochléenne oppose 2 fragments d'ellipse.

18. **Les caractéristiques des articulations synoviales sont :**

a. L'existence d'une cavité comprenant des espaces importants contenant du liquide synovial.
b. La présence de liquide synovial dont la quantité atteint plusieurs cm^3 à l'état physiologique.
c. L'existence d'une capsule articulaire tapissée à l'extérieur d'une membrane synoviale.
d. La présence de ligaments uniquement sous la forme d'épaississements capsulaires.
e. L'augmentation possible de la congruence articulaire grâce à la présence de fibrocartilage intra-articulaire.

19. **À propos des muscles, on peut dire que :**

a. Les muscles plats se situent dans les membres.
b. Les muscles larges forment les parois du tronc.
c. Les muscles courts se situent exclusivement au niveau de la tête et du cou.
d. Les muscles annulaires ou orbiculaires sont des muscles blancs lisses.
e. Les muscles digastriques sont exclusivement des muscles à ventres opposés.

20. **À propos de l'insertion des muscles striés squelettiques, on peut dire que :**

a. Les muscles s'attachent toujours sur le squelette ou au tendon d'un autre muscle.
b. Les muscles peuvent s'insérer directement sur l'os par des fibres charnues.
c. On appelle terminaison bipennée la terminaison de 2 ventres musculaires sur le même tendon.
d. Les tendons des muscles s'insèrent sur l'os en passant à travers une couche de périoste.
e. Les fibres tendineuses ne pénètrent pas profondément dans l'os.

21. **À propos des tendons, on peut dire que :**

a. Les tendons se trouvent entre 2 os, comme par exemple le tendon rotulien.
b. Un même muscle peut avoir plusieurs types de tendons (ex. tendons direct, réfléchi et récurrent).
c. Il n'existe jamais de tendon récurrent car c'est une aberration mécanique.
d. Parfois un muscle peut s'insérer sur une aponévrose qui est une lame de périoste.
e. Les tendons ont des propriétés contractiles et élastiques.

22. À propos de la vascularisation et de l'innervation des muscles striés squelettiques, on peut dire que :

a. Les muscles n'ont qu'une innervation motrice.
b. Il n'y a pas de fibres végétatives à l'intérieur des muscles.
c. Les muscles ne présentent qu'un seul pédicule vasculaire.
d. L'innervation motrice provient du motoneurone delta.
e. Les muscles peuvent avoir une innervation tronculaire unique ou multiple.

23. À propos de l'organogénèse des muscles, on peut dire que :

a. Les muscles de la tête et du cou ont une origine somitique et branchiale.
b. La migration ventrale des myotomes va former les muscles de l'épimère.
c. Les muscles des membres proviennent des myotomes de plusieurs somites qui migrent dans les bourgeons des membres avant le développement des nerfs périphériques.
d. Les muscles des membres sont innervés par des plexus formés par l'anastomose des rameaux postérieurs de plusieurs nerfs spinaux.
e. Les muscles des gouttières vertébrales sont innervés par des plexus nerveux (ex. le plexus lombaire) (+).

De la question 24 à la question 29 : relations de cause à effet.

24. La destruction d'un cartilage épiphysaire entraîne l'arrêt de la croissance d'un os long au niveau d'une extrémité
parce que le cartilage épiphysaire est responsable de la croissance en longueur.

25. L'ostéoporose est fréquente chez les femmes après 50 ans
parce que les jeunes filles présentent en général un arrêt de la croissance avant les garçons. (+)

26. Chez les astronautes la solidité osseuse n'est pas altérée après un long séjour dans l'espace
parce que les contraintes physiologiques permanentes altèrent la solidité de l'os. (+)

27. Chez un sujet jeune existent au niveau des os des ostéons jeunes, matures et vieillis
parce que les ostéons vieillis datent de l'enfance, les autres ostéons apparaissant successivement au cours de la vie.

28. **Les maladies des membranes synoviales n'entraînent pas de pathologies tendineuses**
parce que les tendons passent dans des coulisses ostéofibreuses qui ne contiennent pas de gaine synoviale (+).

29. **L'absence de vaisseaux est une caractéristique anatomique importante du cartilage**
parce que le cartilage a une structure en tôle ondulée à sa superficie.

De la question 30 à la question 35 : donner la réponse fausse.

30. À propos des muscles striés squelettiques, on peut dire que :

a. L'unité physiologique musculaire est le sarcomère.
b. Le nombre de fibres et de myofibrilles musculaires augmentent au cours de la vie pour un même muscle.
c. Les muscles sont engainés par l'épimysium.
d. La myoglobine est responsable de la coloration rouge du muscle.
e. Chaque fibre musculaire est entourée par le sarcolemme.

31. À propos des muscles, on peut dire que :

a. Il existe 3 types de muscles différents : striés volontaires, striés involontaires et lisses.
b. Le myocarde est un muscle strié involontaire à contraction rapide.
c. L'exercice physique augmente le volume musculaire.
d. Les muscles lisses involontaires sont des muscles à contraction rapide.
e. Les muscles striés volontaires sont des muscles à contraction rapide.

32. À propos de la classification des muscles striés squelettiques, on peut dire que :

a. On trouve des muscles orbiculaires au niveau du rachis.
b. Un muscle simple est dit monogastrique.
c. Les muscles plats ou larges forment les parois du tronc.
d. On trouve des muscles courts au niveau de la racine des membres.
e. Un muscle polygastrique est un muscle comprenant plusieurs ventres.

33. À propos de la biomécanique musculaire, on peut dire que :

a. La contraction musculaire transforme l'énergie chimique en énergie mécanique.
b. Le médiateur chimique de la contraction des muscles striés volontaires est l'acétylcholine.

c. Le raccourcissement d'un muscle est proportionnel à la longueur de ses fibres.
d. Le travail musculaire statique est une contraction isométrique sans raccourcissement.
e. La contraction musculaire ne libère aucune chaleur.

34. À propos des caractéristiques musculaires, on peut dire que :

a. Le testing ou bilan musculaire permet d'apprécier l'intensité de la contraction musculaire.
b. Les fibres musculaires se contractent de façon asynchrone.
c. Il ne faut pas étirer un muscle pour obtenir une bonne contraction.
d. Le tétanos agit sur les muscles en les empêchant de retrouver leur longueur de repos.
e. Les muscles sont les agents moteurs des leviers osseux (+).

35. À propos de la classification fonctionnelle des muscles, on peut dire que :

a. Des muscles agonistes ont des actions qui s'opposent.
b. Les muscles synergiques concourent au même mouvement qu'un muscle donné en neutralisant l'action d'un autre muscle.
c. Les muscles polyarticulaire croisent plusieurs articulations.
d. Un muscle peut être responsable de plusieurs mouvements en fonction de la nature de la mobilisation.
e. Le muscle biceps brachial est un muscle fléchisseur.

De la question 36 à la question 40 : donner la réponse juste.

36. À propos des muscles, on peut dire que :

a. Les muscles n'ont aucune action sur la peau du segment céphalique.
b. Des muscles participent à l'activité de certains viscères.
c. On ne trouve que des muscles striés squelettiques au niveau des viscères.
d. Le myocarde est un muscle lisse.
e. Les muscles lisses se trouvent principalement dans les membres.

37. À propos du mode d'insertion des muscles, on peut dire que :

a. Les muscles peauciers s'attachent tous sur le tendon d'un autre muscle.
b. Les insertions proximales des muscles sont très mobiles.
c. Les fibres musculaires s'insèrent toutes de la même façon sur les tendons.
d. Les insertions distales des muscles ne présentent jamais d'extensions tendineuses.
e. Lorsque les muscles sont puissants les fibres tendineuses pénètrent profondément dans l'os.

38. **À propos des annexes des muscles, on peut dire que :**

a. Les loges musculaires sont délimitées par le sarcolemme.
b. L'avant bras comporte une seul loge musculaire.
c. Les loges musculaires sont extensibles.
d. Un hématome musculaire peut créer un syndrome de loge.
e. La déchirure d'un fascia n'a jamais aucun effet sur le muscle.

39. **À propos des annexes des muscles, on peut dire que :**

a. Les bourses synoviales sont des cavités de forme variable que l'on peut trouver entre un muscle très mobile et une autre formation anatomique.
b. Le genou ne comprend aucune bourse séreuse.
c. Les gaines synoviales des tendons des doigts ne comportent qu'un seul feuillet.
d. Les bourses synoviales ne sont pas touchées par les infections.
e. Les maladies synoviales inflammatoires générales s'appellent l'artérite rhumatoïde (+).

40. **À propos des muscles et de leurs annexes, on peut dire que :**

a. Une loge musculaire ne contient qu'un seul muscle.
b. Au niveau des doigts, les gaines synoviales présentent des replis préputiaux.
c. Les muscles de la main ne permettent pas de mouvements d'abduction des doigts.
d. Le triceps brachial est un muscle essentiellement adducteur.
e. L'hygroma est une infection touchant essentiellement les tendons des muscles des membres (+).

De la question 41 à la question 45 : interprétation de schémas.

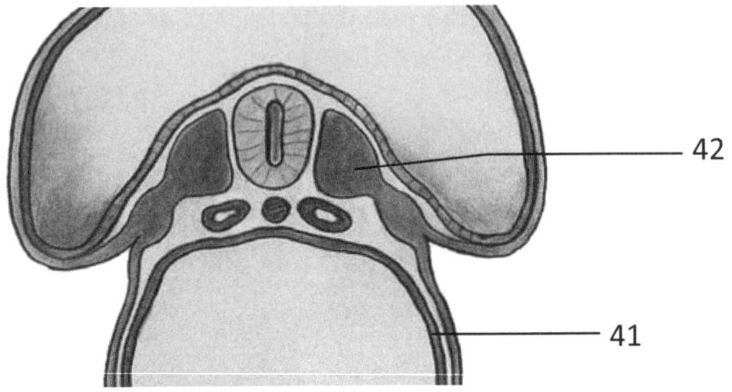

41. Coupe transversale d'un embryon de 21 jours.

a. Amnios.
b. Endoblaste.
c. Splanchnopleure.
d. Somatopleure.
e. Ectoblaste.

42. Coupe transversale d'un embryon de 21 jours.

a. Amnios.
b. Vésicule ombilicale.
c. Somite.
d. Chorde.
e. Splanchnopleure.

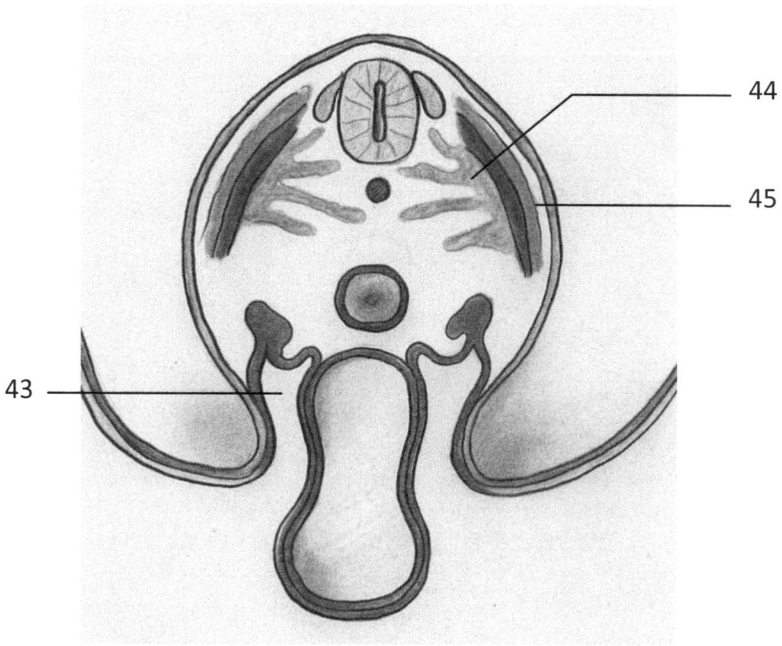

43. Coupe transversale d'un embryon de 25 jours.

a. Cœlome interne.
b. Chorde.
c. Intestin primitif.
d. Amnios.
e. Cœlome externe (+).

44. Coupe transversale d'un embryon de 25 jours.

a. Chorde.
b. Amnios.
c. Migration des futures cellules musculaires.
d. Dermatome.
e. Sclérotome (+).

45. Coupe transversale d'un embryon de 25 jours.

a. Chorde.
b. Myotome.
c. Couche marginale.
d. Dermatome.
e. Sclérotome (+).

Réponses

1. a
Les parties ventrale et médiale de chaque somite donnent le sclérotome puis le mésenchyme qui est à l'origine du système squelettique (os, articulations et ligaments) ; la partie dorsale des somites donne le dermo-myotome (qui évolue en dermatome et myotome).

2. c
L'ossification enchondrale débute par l'apparition d'une matrice cartilagineuse (entourée de périchondre, futur périoste) au sein du mésenchyme.

3. e
La plaque cartilagineuse située entre l'épiphyse et la diaphyse est appelée cartilage épiphysaire ou cartilage de croissance ou cartilage de conjugaison ; il ne faut pas confondre cette plaque (responsable de la croissance en longueur des os) avec la partie cartilagineuse de la matrice épiphysaire (qui donne le point d'ossification secondaire). Le point d'ossification n'est pas chondral.

4. c
L'ossification membraneuse consiste à l'apparition d'une substance pré-osseuse ou ostéoïde, d'aspect membraneux, par évolution directe du mésenchyme sans passer par le stade cartilagineux.

5. d
Le 5e arc branchial étant inexistant chez l'homme, les 4e et 6e arcs fusionnent pour donner les cartilages thyroïde, cricoïde et arythénoïdes.

6. c
Les os des ceintures scapulaire et pelvienne sont respectivement la scapula et l'os coxal qui sont tous deux des os plats.

7. a
Les cavités pneumatiques sont creusées à l'intérieur des os du massif facial et de la base du crâne ; on trouve les sinus (ex. sinus sphénoïdal), la caisse du tympan, l'antre mastoïdien ainsi que des cavités pneumatiques plus petites, les cellules (ex. cellules ethmoïdales)

8. c
Le tissu spongieux se trouve au niveau des épiphyses et des métaphyses des os longs (ainsi que dans les os courts et plats).

9. e
Les travées osseuses de l'os spongieux ne sont pas réparties aléatoirement elles sont organisées en fonction de la répartition des forces s'exerçant sur les extrémités des os.

31. d
Les muscles lisses involontaires sont des muscles à contraction lente, ce sont les muscles de la vie végétative (ex. péristaltisme du tube digestif).

32. a
Les muscles annulaires ou orbiculaires permettent la fermeture des cavités et orifices naturels (ex. muscle orbiculaire de la bouche, sphincter anal).

33. e
La contraction musculaire est une transformation d'énergie qui libère de la chaleur, ce qui contribue à la thermorégulation.

34. c
Les muscles se contractent d'autant mieux qu'ils sont étirés : dans le cas d'un départ de course les muscles grand fessier et ischio-jambiers sont tendus dans les conditions optimales pour fournir la forte impulsion nécessaire au départ.

35. a
Un muscle agoniste provoque un mouvement (muscle mobilisateur principal). Des muscles antagonistes sont des muscles qui s'opposent à l'action des muscles agonistes.

36. b
On trouve des muscles lisses involontaires à contraction lente au niveau de certains viscères (ex. musculature de la paroi gastrique).

37. e
Plus un muscle est puissant et soumis à fortes contraintes, plus ses insertions osseuses sont profondes, ce qui accroit la surface d'insertion et oppose une bonne résistance aux forces qui s'appliquent sur le muscle.

38. d
Les fascias formant les loges musculaires étant inextensibles, toute augmentation de pression intramusculaire (ex ; à cause d'un hématome) entraînera un syndrome de loge avec une ischémie capillaire.

39. a
Les bourses synoviales facilitent le glissement.
Les gaines synoviales des tendons forment un double feuillet facilitant le glissement des tendons dans les coulisses ostéo-fibreuses ; au niveau des doigts l'une des extrémités de ces gaines est plus mobile, présentant des replis de glissement ou replis préputiaux.

40. b
Les doigts peuvent s'écarter les uns des autres (abduction) ou se rapprocher (adduction).
L'hygroma est une atteinte inflammatoire (pouvant s'infecter) des bourses synoviales.
L'extrémité des gaines synoviales des tendons des doigts présente des replis semblables au prépuce.

41. b

42. c

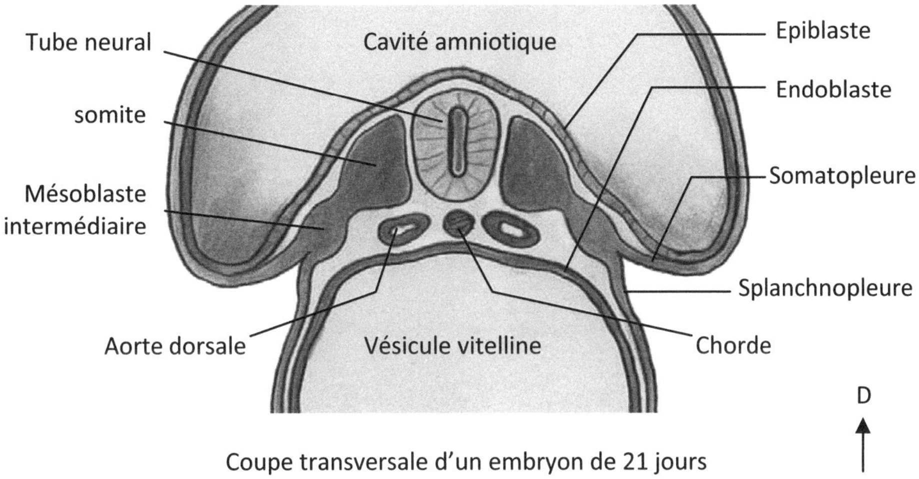

Coupe transversale d'un embryon de 21 jours

43. a

44. e

45. d

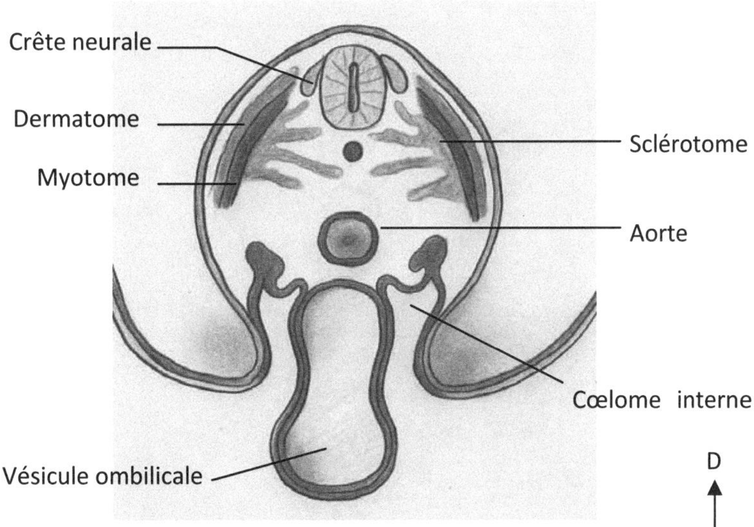

Coupe transversale d'un embryon de 25 jours

Chapitre II : membres

De la question 1 à la question 5 : donner la réponse fausse.

1. À propos de l'anatomie des membres, on peut dire que :

a. L'articulation gléno-humérale et l'articulation de la hanche sont toutes deux des articulations sphéroïdes.
b. Le squelette de l'avant–bras présente un mouvement de rotation que l'on appelle le mouvement de prono-supination.
c. La racine du membre supérieur présente 2 régions : la région de l'épaule et la région axillaire.
d. Le plexus brachial est situé dans la région brachiale.
e. La région antébrachiale se situe entre le pli du coude et le pli de flexion du poignet.

2. À propos du membre supérieur, on peut dire que :

a. Les grosses artères de l'avant bras sont les artères radiale, ulnaire et interosseuse postérieure.
b. La main est vascularisée par une arcade artérielle anastomotique.
c. Le muscle biceps brachial se situe dans la loge antérieure du bras.
d. Les nerfs qui innervent les muscles de la main sont les nerfs médian, radial et huméral.
e. L'articulation radio-carpienne est une articulation condylaire ou ellipsoïde.

3. À propos du membre inférieur, on peut dire que :

a. La ceinture pelvienne est formée par les 2 os coxaux et les 2 os pubiens.
b. L'articulation du genou est une articulation complexe comprenant l'articulation fémoro-patellaire qui est une ginglyme et l'articulation fémoro-tibiale qui est une articulation bicondylaire.
c. L'articulation de la cheville est une articulation complexe comprenant l'articulation tibio-fibulaire distale qui est une syndesmose et l'articulation talo-crurale qui est une ginglyme.
d. Les os métatarsiens sont des os longs.
e. Les os du tarse postérieur sont le talus et le calcanéus.

4. À propos de l'anatomie du membre inférieur, on peut dire que :

a. La région glutéale se situe entre la crête iliaque, le sillon interfessier, le pli glutéal et la verticale passant par le grand trochanter.
b. La région antérieure de la jambe contient les muscles extenseurs des orteils et fléchisseurs du pied.

c. Les 3 artères principales de la jambe sont les artères tibiale antérieure, tibiale postérieure et fibulaire antérieure.
d. Les muscles fléchisseurs plantaires du pied sont innervés par les rameaux du nerf tibial.
e. Le nerf fibulaire commun innerve les muscles extenseurs des orteils (+).

5. À propos des régions du membre inférieur, on peut dire que :

a. Le muscle vaste latéral est un des chefs du quadriceps situé dans la région quadricipitale.
b. Le trigone fémoral est la région de passage du nerf et des vaisseaux fémoraux.
c. Le canal subsartorial (de Hunter) contient les vaisseaux fémoraux.
d. Le nerf ischiatique (sciatique) chemine dans la région fémorale postérieure et dans la région glutéale.
e. L'artère poplitée se trouve dans la région postérieure de la jambe (+).

De la question 6 à la question 7 : relations de cause à effet.

6. Les injections intramusculaires se font dans le cadran supéro-externe de la région glutéale
parce que le nerf ischiatique (sciatique) passe dans la région glutéale.

7. Une hyperpression à l'intérieur d'une loge musculaire peut entraîner une ischémie capillaire (syndrome de loge) au niveau de la loge
parce que les fascias qui limitent les loges sont très peu extensibles et ne permettent pas une augmentation conséquente du volume de la loge (+).

De la question 8 à la question 15 donner la réponse juste.

8. À propos de l'ostéologie des membres, on peut dire que :

a. L'articulation du coude est une articulation simple.
b. Les os du carpe sont organisés en une rangée proximale et une rangée distale.
c. Le sillon intertuberculaire de l'humérus maintient le tendon du muscle triceps brachial.
d. Le fémur possède un col chirurgical situé juste après la tête, en région métaphysaire.
e. Le tarse se compose de 9 os (+).

9. À propos de l'ostéologie des membres, on peut dire que :

a. L'os trapèze fait partie de la rangée proximale du carpe.
b. Les métatarsiens sont des os plats.
c. L'os coxal est le résultat de la fusion de 3 os : l'ilium, l'ischium et le pubis.
d. On trouve des os sésamoïdes au niveau de la tête du talus.
e. La partie distale de la fibula est la malléole médiale.

10. À propos du membre supérieur, on peut dire que :

a. On trouve une membrane interosseuse entre la clavicule et la scapula.
b. La veine céphalique se situe exclusivement au niveau de l'avant-bras.
c. Il n'existe pas de veine superficielle au niveau du bras.
d. L'articulation scapulo-humérale est très stable et peu luxable.
e. La partie brachiale présente une loge antérieure et une loge postérieure (+).

11. À propos du membre supérieur, on peut dire que :

a. Le paquet vasculo-nerveux de la racine du membre supérieur passe dans la fosse axillaire.
b. Au niveau du membre supérieur on peut prendre le pouls olécrânien.
c. Le nerf radial est protégé en cas de fracture de la diaphyse humérale.
d. On ne trouve aucune anastomose artério-artérielle au niveau de la main.
e. La loge palmaire médiale ne contient que des tendons (+).

12. À propos du membre inférieur, on peut dire que :

a. Les ligaments croisés du genou sont intra-synoviaux.
b. Le trigone fémoral est l'endroit de passage du nerf ischiatique (sciatique).
c. Les articulations sacro-iliaques sont des articulations complexes et instables.
d. La veine grande saphène se jette dans la veine fémorale dans la partie supérieure du trigone fémoral.
e. La région poplitée se situe à la face antéro-inférieure de la cuisse (+).

13. À propos du membre inférieur, on peut dire que :

a. L'existence d'un cercle artériel anastomotique au niveau du genou est pathologique.
b. Le muscle quadriceps fémoral est constitué d'un seul ventre.
c. La région plantaire présente une loge musculaire.

d. La phlébite est une thrombose des veines superficielles du pied et de la cheville.
e. Les vaisseaux fémoraux traversent le canal subsartorial dans la partie inféro-médiale de la cuisse.

14. À propos de l'anatomie fonctionnelle du membre supérieur, on peut dire que :

a. Le coude est une articulation d'allongement.
b. La ceinture scapulaire réalise essentiellement des mouvements de prono-supination.
c. L'orientation du membre supérieur à l'intérieur d'un cône s'appelle la circumduction.
d. Le pouce n'est pas opposable à tous les autres doigts.
e. L'orientation du membre supérieur à l'intérieur d'un cône s'appelle l'abduction.

15. À propos de l'anatomie fonctionnelle du membre inférieur, on peut dire que :

a. Le centre de gravité du corps se projette dans le polygone de sustentation formé par l'écart des pieds au sol.
b. Un genu valgum est une déviation du tibia en dedans.
c. Le verrouillage du membre inférieur, lors de la station debout immobile, induit une dépense d'énergie importante.
d. Le centre de gravité reste strictement fixe pendant la marche.
e. Le membre inférieur est soumis à une pression moins importante que le membre supérieur (+).

De la question 16 à la question 25 : interprétation de schémas.

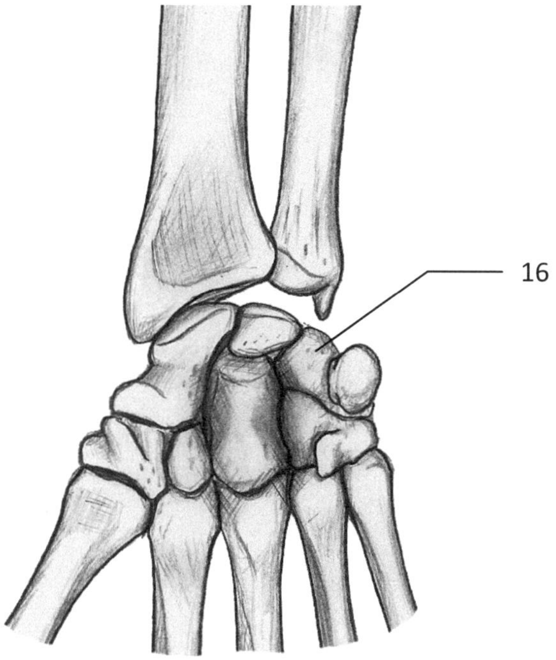

16. Vue antérieure des os du carpe de la main droite

a. Os scaphoïde.
b. Os triquetrum.
c. Os capitatum.
d. Os naviculaire.
e. Hamulus de l'hamatum.

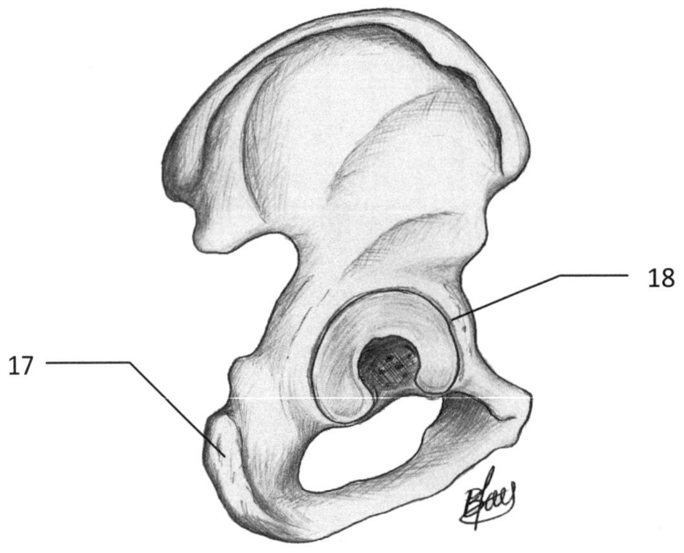

17. Vue latérale de l'os coxal droit

a. Épine iliaque antéro-supérieure.
b. Épine ischiatique.
c. Corps de l'ischion.
d. Tubercule obturateur postérieur.
e. Tubérosité ischiatique (+).

18. Vue latérale de l'os coxal droit

a. Limbe de l'acétabulum.
b. Fosse acétabulaire.
c. Incisure acétabulaire.
d. Tubercule du pubis.
e. Crête iliaque (+).

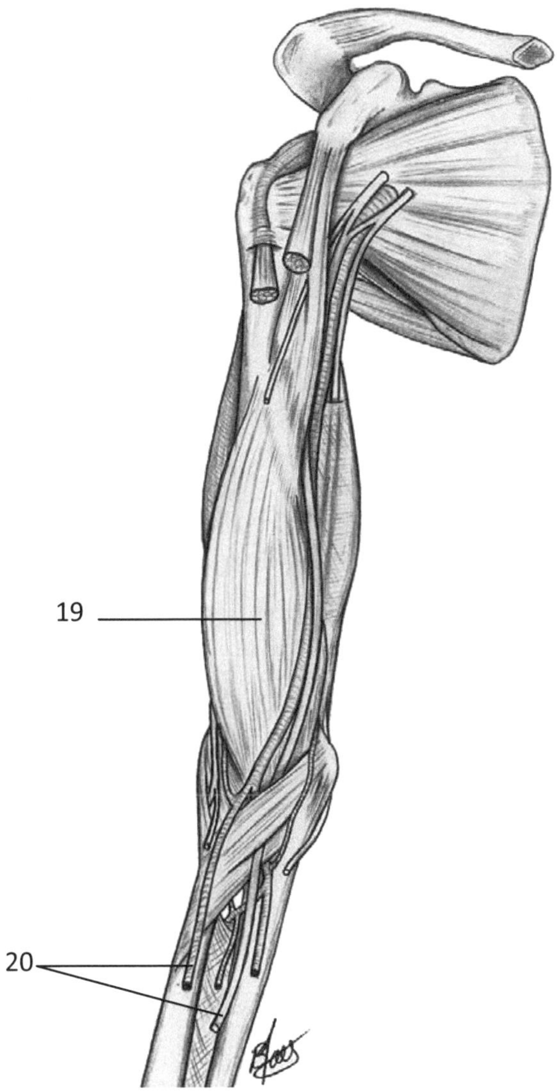

19. Vue antérieure du plan musculaire profond du bras droit

a. Muscle biceps brachial.
b. Muscle brachial.
c. Muscle triceps brachial.
d. Muscle coraco-brachial.
e. Muscle anconé (+).

20. Vue antérieure du plan musculaire profond du bras droit

a. Artère brachiale.
b. Artère ulnaire et nerf médian.
c. Artère ulnaire et nerf ulnaire.
d. Artère radiale et nerf médian.
e. Artère radiale et nerf radial (+).

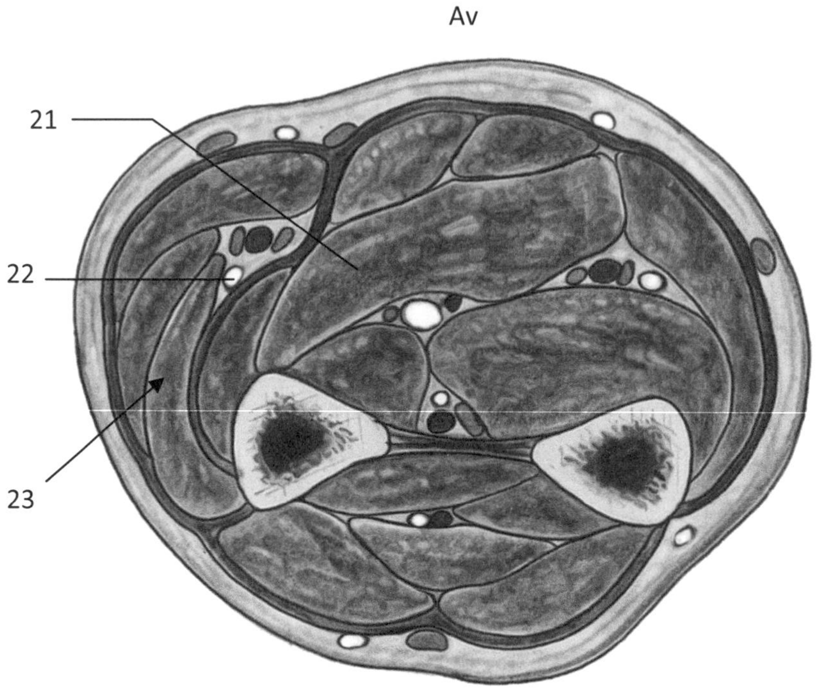

21. Coupe horizontale au niveau de l'avant-bras droit (segment supérieur)

a. Muscle fléchisseur profond des doigts.
b. Muscle fléchisseur superficiel des doigts.
c. Muscle biceps brachial.
d. Muscle court abducteur du pouce.
e. Muscle extenseur commun des doigts (+).

22. Coupe horizontale au niveau de l'avant-bras droit (segment supérieur)

a. Nerf musculo-cutané.
b. Nerf ulnaire.
c. Branche superficielle du nerf radial.
d. Nerf médian.
e. Branche profonde du nerf médian (+).

23. Coupe horizontale au niveau de l'avant-bras droit (segment supérieur)

a. Loge antébrachiale antérieure.
b. Loge brachiale latérale.
c. Loge antébrachiale postérieure.
d. Loge antébrachiale médiale.
e. Loge antébrachiale latérale (+).

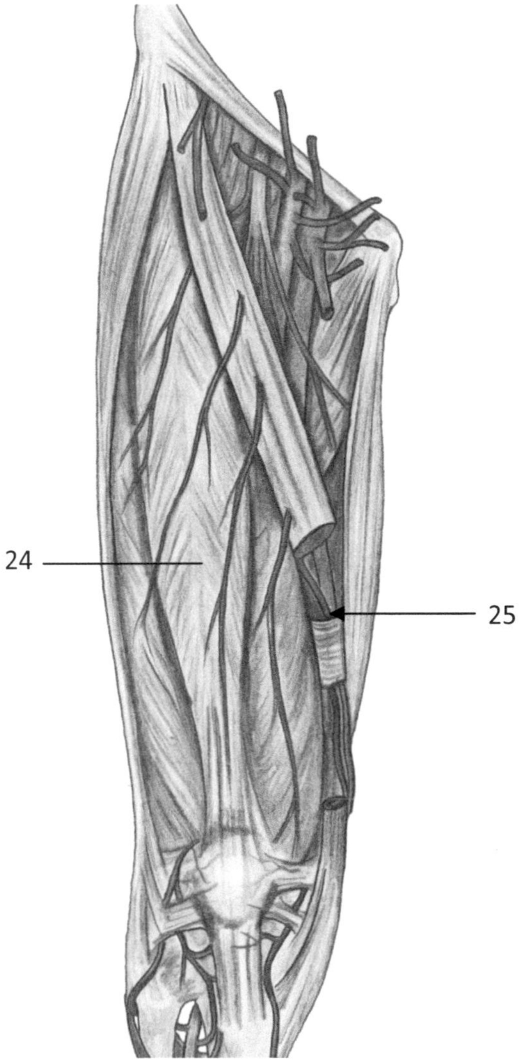

24. Vue antérieure de la cuisse droite

a. Muscle droit fémoral.
b. Muscle vaste intermédiaire.
c. Muscle tenseur du fascia lata.
d. Muscle gracile.
e. Muscle sartorius (+).

25. Vue antérieure de la cuisse droite

a. Ligament inguinal.
b. Canal des extenseurs.
c. Canal subsartorial.
d. Canal crural.
e. Canal poplité (+).

Réponses

1. d
Le plexus brachial se situe dans la région axillaire.

2. d
L'innervation motrice de la main est assurée par les nerfs médian, radial et ulnaire. Le nerf huméral n'existe pas.

3. a
La ceinture pelvienne est formée par l'articulation des 2 os coxaux avec le sacrum ; elle est fermée en avant par la symphyse pubienne.

4. c
Les 3 artères principales de la jambe sont les artères tibiales antérieure et postérieure ainsi que l'artère fibulaire qui est unique et chemine dans la loge postérieure (l'artère fibulaire postérieure n'existe pas).

5. e
L'artère poplitée se situe au niveau de la fosse poplitée ; elle se divise ensuite pour donner les artères tibiales antérieure et postérieure vascularisant les régions de la jambe. Un des rameaux de l'artère tibiale postérieure est l'artère fibulaire.

6. b
Les injections intramusculaires se font dans le quadrant supéro-externe de la région glutéale ce qui permet d'éviter de léser le pédicule vasculo-nerveux glutéal et en particulier le nerf ischiatique (sciatique).

7. a
L'augmentation de la pression dans une loge musculaire comprime les tissus, entrainant une ischémie capillaire (syndrome de loge) à cause de la très mauvaise élasticité du fascia délimitant la loge.

8. b
Le carpe se compose de 8 os organisés en une rangée proximale (scaphoïde, lunatum, triquetrum et pisiforme) et une rangée distale (trapèze, trapézoïde, capitatum et hamatum).
Le tarse se compose lui, de 7 os organisé en une partie postérieure (talus et calcanéus) et une partie antérieure (cuboïde, naviculaire, cunéiforme latéral, cunéiforme intermédiaire et cunéiforme médial).
Le col chirurgical de l'humérus se situe au niveau de la métaphyse. Le fémur présente un col anatomique qui est également son col chirurgical.

9. c
L'ilium, l'ischium et le pubis fusionnent pour constituer l'os coxal et l'acétabulum.

10. e
Le bras se compose d'une région brachiale antérieure comprenant la loge antérieure avec les muscles fléchisseurs et d'une région brachiale postérieure comprenant la loge postérieure avec les muscles extenseurs.

11. a
Le pédicule vasculo-nerveux du membre supérieur (plexus brachial et vaisseaux axillaires) traverse la fosse axillaire où il est protégé par les muscles pectoraux et le fascia axillaire.

12. d
La veine grande saphène est la principale veine superficielle de la cuisse, elle vient se jeter dans la veine fémorale après avoir traversé le hiatus saphène au niveau de la partie supérieure du trigone fémoral.
Les ligaments croisés du genou sont intra-capsulaires mais extra-synoviaux.

13. e
Les vaisseaux fémoraux traversent le trigone fémoral de haut en bas et empruntent dans la partie inféro-médiale de la cuisse le canal subsartorial avant de devenir postérieurs et donner les vaisseaux poplités au niveau du genou.

14. c
L'association et l'enchainement des mouvements que peut réaliser l'articulation scapulo-humérale orientent le membre supérieur à l'intérieur d'un cône dont le centre est la tête humérale, c'est la circumduction.

15. a

16. b

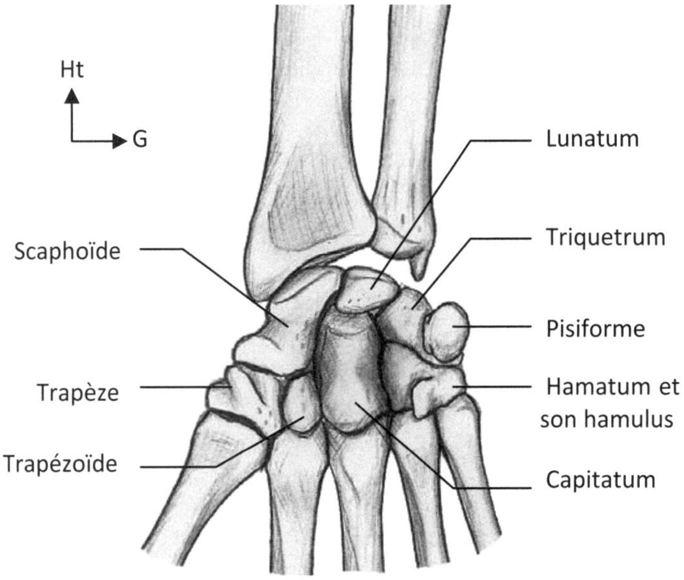

Vue antérieure des os du carpe de la main droite

17. e

18. a

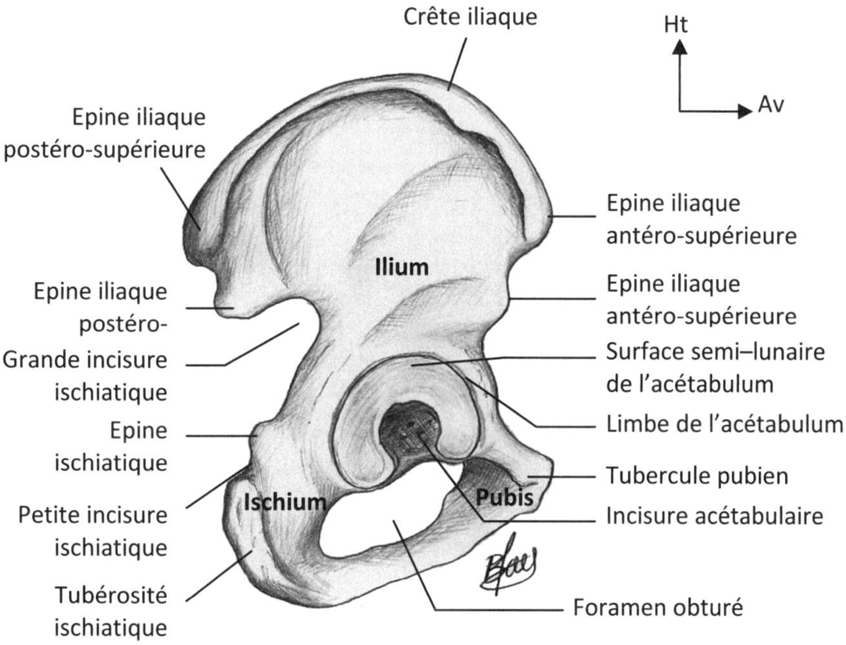

Vue latérale de l'os coxal droit

19. b

20. d

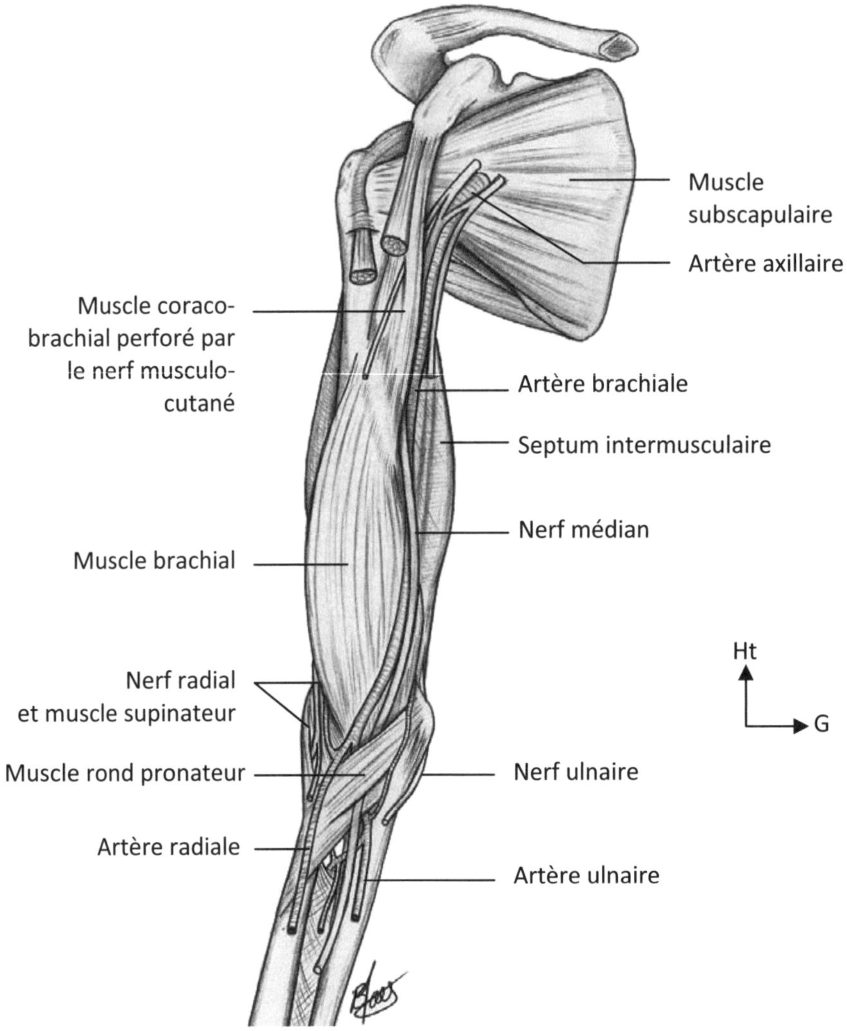

Vue antérieure du plan musculaire profond du bras droit

21. b

22. c

23. e

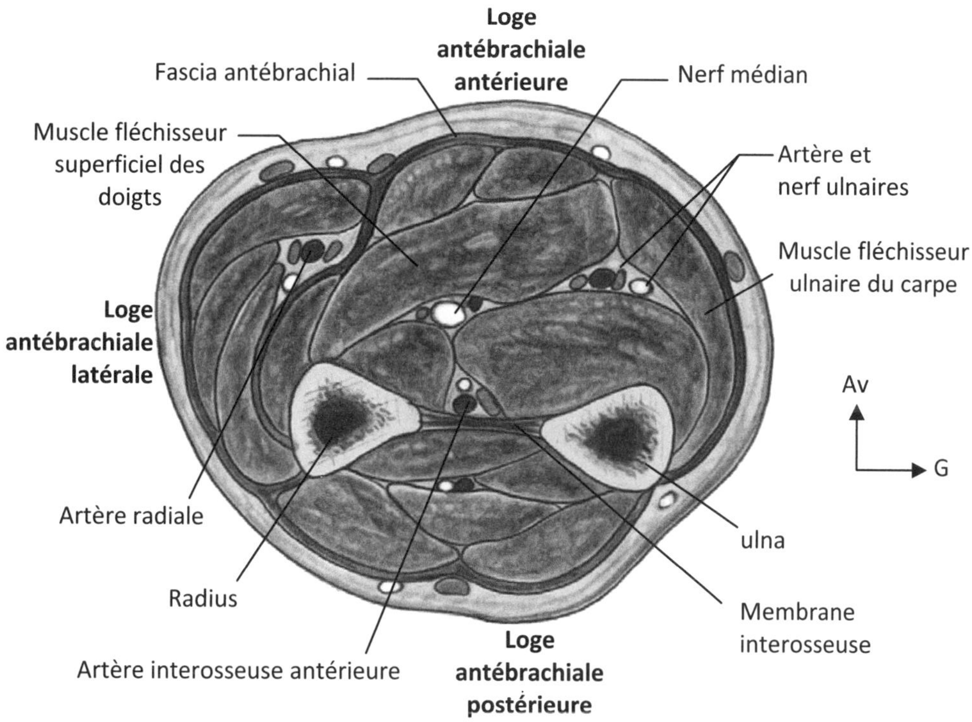

Coupe horizontale au niveau de l'avant-bras droit

24. a

25. C

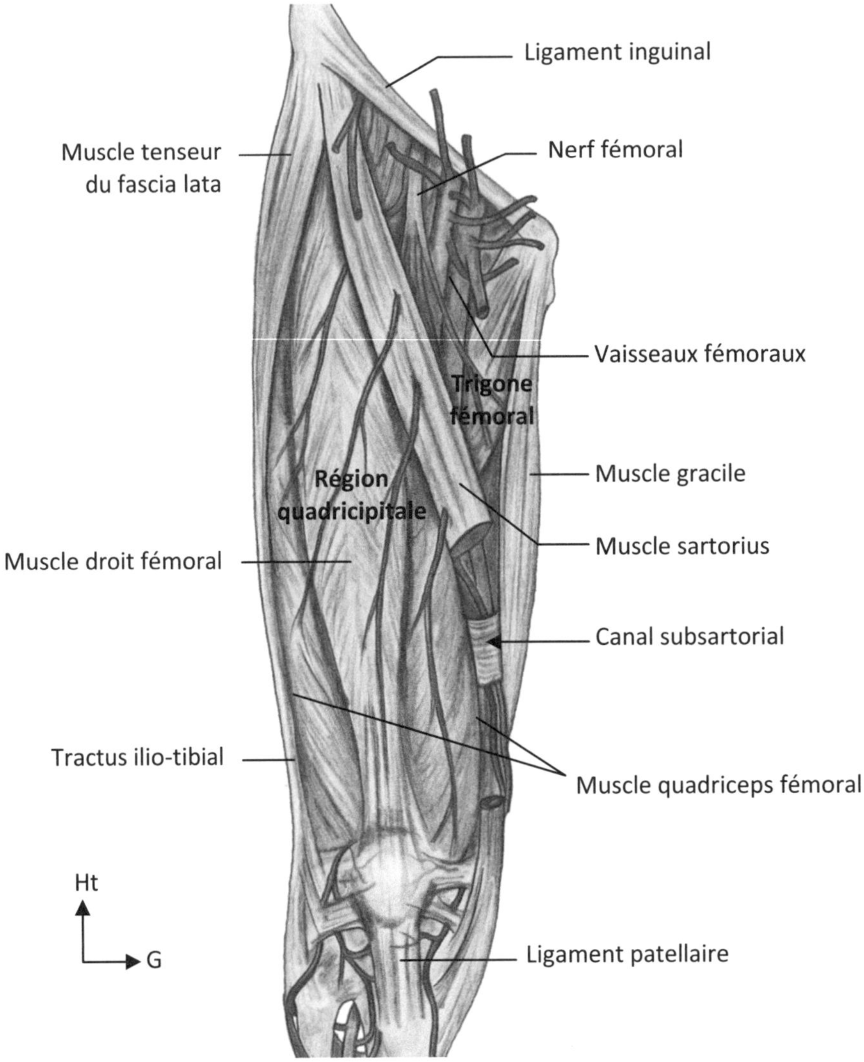

Vue antérieure de la cuisse droite

Chapitre III : système nerveux

De la question 1 à la question 6 : questions à choix multiples, donner la réponse qui contient toutes les propositions justes.

1. À propos du système nerveux, on peut dire que :

1. Le système nerveux autonome a des actions orthosympathiques et parasympathiques
2. Le système nerveux central est formé par l'encéphale dans la boite crânienne.
3. La moelle spinale fait partie du système nerveux périphérique.
4. À l'intérieur du rachis les nerfs spinaux sont enveloppés par les méninges.
5. Le trajet intracrânien des nerfs crâniens fait partie du système nerveux central.

A. 1-3-4 B. 1-2-3 C. 2-3-4 D. 4-5 E. 1-4

2. À propos des enveloppes du système nerveux central, on peut dire que :

1. On appelle plexus choroïde le double accolement de la pie-mère et de la toile épendymaire contenant des plexus vasculaires
2. Le liquide cérébro-spinal circule dans les villosités arachnoïdiennes.
3. Le liquide cérébro-spinal est sécrété par les granulations arachnoïdiennes.
4. La pie-mère est une lame porte-vaisseaux qui tapisse la boite crânienne.
5. L'arachnoïde est entre la pie-mère et le système nerveux.

A. 1-2 B. 1-2-3 C. 1-2-3-4 D. 1-2-3-4-5 E. 1-4

3. À propos de l'origine du système nerveux central, on peut dire que :

1. Il a une origine endoblastique
2. La gouttière neurale donne le tube neural
3. Le tube neural donne exclusivement la moelle spinale.
4. Le tube neural est d'emblée fermé au niveau de ses extrémités crâniale et caudale.
5. Le tube neural est en position ventrale par rapport à la chorde.

A. 1-2 B. 2-3 C. 1-3-4-5 D. 2-3-4-5 E. 2

4. À propos de l'organogénèse de la moelle spinale, on peut dire que :

1. La moelle spinale dérive de la partie caudale du tube neural.
2. La moelle spinale grandit autant que le rachis.
3. La couche palliale donne la substance grise.
4. Initialement le sillon limitant divise la substance grise en 2 zones : l'une ventrale à destinée motrice, l'autre dorsale à destinée sensitive.
5. La zone végétative médullaire se situe en regard du sillon limitant.

A. 1-2-3-4-5 B. 2-3-4-5 C. 2-3 D. 2-4-5 E. 1-3-4-5

5. À propos des vésicules du tube neural, on peut dire que :

1. Le prosencéphale donne le télencéphale et le diencéphale.
2. Le mésencéphale donne le diencéphale et le prosencéphale.
3. Le rhombencéphale donne le métencéphale et le mésencéphale.
4. Le rhombencéphale donne le mésencéphale, le métencéphale et le myélencéphale.
5. Le mésencéphale donne le quatrième ventricule.

A. 1-2-3-4-5 B. 1-2-3-4 C. 1-2-3 D. 1-2 E. 1

6. À propos du développement du cerveau, on peut dire que :

1. Le cerveau provient du télencéphale et du diencéphale.
2. Le télencéphale subit les mouvements de rotation, division, bascule et accolement télo-diencéphalique.
3. Le télencéphale donne le 3e ventricule.
4. Le diencéphale donne les ventricules latéraux.
5. La rotation du télencéphale est à l'origine de la formation du sillon central.

A. 1-2 B. 1-2-5 C. 1-2-3-4-5 D. 2-5 E. 5

De la question 7 à la question 13 : questions à choix multiples, donner la ou les réponses justes.

7. Les noyaux du cerveau sont :

a. Le noyau lentiforme.
b. Le noyau caudé.
c. Le noyau dentelé.
d. Les noyaux du pont.
e. La capsule interne.

8. Les noyaux du diencéphale sont :

a. Les noyaux du thalamus.
b. Les noyaux de l'hypothalamus.

c. Le noyau strié.
d. Le noyau caudé.
e. Le claustrum.

9. À propos de la formation réticulaire, on peut dire que :

a. Elle est constituée d'un mélange de substance grise et de substance blanche.
b. Elle forme une coulée dans la moelle spinale et le tronc cérébral.
c. Elle coordonne de nombreuses fonctions végétatives.
d. Elle contient des noyaux bien individualisés.
e. Sont principal centre est le corps strié.

10. À propos du tronc cérébral, on peut dire que :

a. Le tronc cérébral est une voie de passage des tractus et faisceaux nerveux.
b. Le tronc cérébral contient les noyaux de nerfs crâniens.
c. Le tronc cérébral est constitué du mésencéphale, du pont et de la moelle allongée.
d. Le tronc cérébral contient le 4e ventricule.
e. Le tronc cérébral se situe dans la fosse cérébrale postérieure.

11. À propos des formations du tronc cérébral, on peut dire que :

a. Les noyaux des nerfs crâniens sont sur toute la hauteur du tronc cérébral.
b. 6 colonnes de noyaux des nerfs crâniens se situent de part et d'autre de la ligne médiane en avant du plancher du 4e ventricule.
c. Le 4e ventricule a une forme losangique.
d. Le toit du 4e ventricule abrite les noyaux de la sensibilité épicritique.
e. Le liquide cérébro-spinal sort du 4e ventricule par l'ouverture médiane du toit du 4e ventricule.

12. À propos de la moelle spinale, on peut dire que :

a. Elle se situe dans le canal vertébral.
b. Elle s'arrête à la hauteur de la 2e vertèbre sacrée.
c. Elle présente 2 intumescences : cervicale et lombaire.
d. Les intumescences de la moelle spinale correspondent à l'émergence des nerfs spinaux destinés aux membres.
e. Elle baigne dans le liquide cérébro-spinal qui circule dans les villosités de la pie-mère.

13. À propos de la vascularisation artérielle de la moelle spinale et de l'encéphale, on peut dire que :

a. Le tronc cérébral est vascularisé par l'artère basilaire.
b. La moelle spinale présente un drainage lymphatique qui passe dans le canal vertébral.

c. Le cerveau est vascularisé par les artères issues du cercle artériel de la base du cerveau.
d. Les artères alimentant le cercle artériel de la base du cerveau sont les 2 artères carotides externes et l'artère basilaire.
e. 3 artères cérébrales sont issues, à droite et à gauche, du cercle artériel de la base du cerveau.

De la question 14 à la question 22 : donner la réponse juste.

14. À propos des nerfs, on peut dire que :

a. Les nerfs crâniens sont issus du cerveau.
b. Les nerfs spinaux sont issus de la moelle allongée.
c. Les nerfs du membre supérieur proviennent du plexus brachial.
d. Les nerfs du membre inférieur sont issus du plexus fémoral.
e. Les nerfs ne reçoivent pas de vaisseaux et vivent par imbibition de la circulation lymphatique.

15. À propos des nerfs crâniens, on peut dire que :

a. Le nerf olfactif est le 2e nerf crânien.
b. Le nerf oculomoteur est un nerf mixte.
c. Le nerf trijumeau est responsable de la motricité des muscles de la face.
d. Le nerf facial est responsable de la sensibilité des téguments de la face.
e. Le nerf vague contient un important contingent parasympathique (+).

16. À propos des nerfs crâniens, on peut dire que :

a. Le nerf trochléaire est un nerf mixte.
b. Le nerf trijumeau est un nerf d'origine somitique.
c. Le nerf facial est un nerf d'origine somitique.
d. Le nerf vague est un nerf mixte et d'origine branchiale.
e. Le nerf accessoire est le 12e nerf crânien (+).

17. À propos des nerfs spinaux, on peut dire que :

a. Ils proviennent de la réunion de la racine antérieure et de la racine postérieure des nerfs spinaux issues des sillons antérieur et postérieur de la moelle spinale.
b. Il y a 8 paires de nerfs spinaux cervicaux.
c. Il y a 13 paires de nerfs spinaux thoraciques.
d. Il y a 6 paires de nerfs spinaux lombaires.
e. Il y a 6 paires de nerfs spinaux sacraux.

18. À propos du cortex cérébral, on peut dire que :

a. L'aire de la motricité volontaire se situe sur le lobe pariétal.
b. L'aire de la sensibilité cutanée se situe sur le lobe frontal.

c. L'aire de la motricité volontaire se situe sur le lobe temporal.
d. Les aires visuelles se situent sur le lobe occipital.
e. Les aires auditives se situent sue le lobe occipital.

19. **À propos de la voie motrice principale, on peut dire que :**

a. Elle prend son origine sur le gyrus post-central.
b. Elle passe par la capsule externe.
c. Elle décusse au niveau du corps calleux.
d. Elle chemine sur le toit du 4e ventricule.
e. Elle se termine au niveau des noyaux moteurs des nerfs crâniens ou spinaux (+).

20. **À propos de la sensibilité cutanée des membres et du tronc, on peut dire que :**

a. Le 1er corps cellulaire neuronal se situe au niveau de la corne postérieure de la moelle spinale.
b. Le corps cellulaire du 2e neurone se trouve dans le thalamus.
c. Les voies décussent au niveau du diencéphale.
d. Le corps cellulaire du 3e neurone se situe au niveau du corps strié.
e. Les voies se terminent au niveau du gyrus post-central (+).

21. **À propos du système nerveux orthosympathique (sympathique), on peut dire que :**

a. Les noyaux moteurs se situent au niveau de la corne latéral (zone intermédiaire) thoracique du myélomère C8 au myélomère L2.
b. Le tronc sympathique ne contient pas de corps cellulaire neuronal.
c. Le tronc sympathique est relié aux nerfs spinaux par les nerfs splanchniques.
d. Le tronc sympathique n'existe qu'entre les myélomères C8 et L2.
e. Le tronc sympathique est formé par des ganglions reliés entre eux par des nerfs spinaux (+).

22. **À propos du système parasympathique, on peut dire que :**

a. Les noyaux moteurs du parasympathique crânien se situent au niveau du diencéphale.
b. Les noyaux moteurs du parasympathique pelvien se situent au niveau de la colonne intermédio-ventrale de la moelle sacrale.
c. Les noyaux moteurs du parasympathique thoracique se situent au niveau de la colonne intermédio-médiale de la moelle thoracique.
d. Le parasympathique pelvien est relié au plexus hypogastrique inférieur par le nerf hypogastrique (plexus hypogastrique supérieur).
e. Le parasympathique pelvien commande les glandes sudoripares du membre inférieur (+).

De la question 23 à la question 27 : relations de cause à effet.

23. Une lésion de la capsule interne entraîne une hémiplégie controlatérale massive
parce que les fibres de la motricité volontaire sont rassemblées dans la capsule interne et décussent en dessous.

24. Une section de la moelle spinale au niveau de la 5e vertèbre cervicale entraîne une paraplégie
parce que les nerfs spinaux destinés au membre supérieur sont les 1er, 2e, 3e, 4e et 5e nerfs spinaux cervicaux.

25. Une obstruction massive de l'artère carotide interne entraîne une hémiplégie homolatérale
parce que les artères carotides internes droite et gauche participent à l'apport artériel du cercle anastomotique de la base du cerveau.

26. La réalisation d'une vagotomie diminue la sécrétion acide de l'estomac
parce que l'influx orthosympathique arrive à l'estomac par les nerfs vagues (+).

27. Les douleurs viscérales ont toujours une projection cutanée en regard du viscère correspondant à la douleur
parce que les viscères sont innervés par les fibres sensitives des nerfs spinaux.

De la question 28 à la question 35 : donner la réponse fausse.

28. À propos du cerveau, on peut dire que :

a. Les hémisphères cérébraux sont séparés par le sillon central.
b. Le lobe de l'insula est dissimulé derrière les lobes frontaux et temporaux.
c. Le corps calleux est une commissure néopalliale.
d. Le diencéphale est organisé autour du 3e ventricule.
e. Le thalamus est un grand relais sur les voies sensitives.

29. À propos des méninges et du liquide cérébro-spinal, on peut dire que :

a. La pie-mère tapisse le névraxe comme un vernis.
b. Les méninges opposent une résistance aux agents venus de l'extérieur.
c. La fermeture de l'orifice médian du 4e ventricule entraîne une hydrocéphalie par obstacle à l'écoulement du liquide cérébro-spinal.

d. Le sinus veineux longitudinal supérieur chemine dans un dédoublement de la dure-mère.
e. On ne trouve des citernes de liquide cérébro-spinal qu'au niveau de la partie antérieure du cerveau.

30. À propos du tronc cérébral, on peut dire que :

a. L'aqueduc cérébral unit le 3e ventricule au 4e ventricule.
b. Le cervelet est relié au tronc cérébral par 2 pédoncules cérébraux.
c. La partie antérieure du pont est marquée par l'empreinte du tronc basilaire.
d. La partie antérieure du mésencéphale est constituée par le pied de chaque pédoncule cérébral.
e. La décussation du tractus pyramidal se fait au niveau de la partie inféro-antérieure de la moelle allongée (+).

31. À propos du cervelet et du 4e ventricule, on peut dire que :

a. On peut accéder au 4e ventricule après mobilisation du cervelet.
b. Le toit du 4e ventricule contient les voiles médullaires supérieur et inférieur.
c. La partie centrale du cervelet s'appelle le vermis, elle relie les 2 hémisphères cérébelleux.
d. Les pédoncules cérébelleux inférieurs sont rattachés au mésencéphale.
e. Le 4e ventricule se continue par le canal central de la moelle (+).

32. À propos de la moelle spinale, on peut dire que :

a. On n'observe aucune variation de forme de la substance grise tout au long de la moelle spinale.
b. La moelle spinale se termine par le filum terminale.
c. La substance blanche de la moelle spinale est organisée en cordons antérieur, postérieur et latéraux.
d. Les cornes latérales sont bien visibles au niveau de la moelle thoracique.
e. La moelle spinale se compose de 31 myélomères.

33. À propos de la vascularisation du névraxe, on peut dire que :

a. Les artères vertébrales donnent l'artère spinale antérieure.
b. On trouve 3 artères cérébelleuses issues du courant vertébro-basilaire.
c. Les artères cérébrales postérieures partent des artères vertébrales.
d. Les artères vertébrales contournent en arrière les masses latérales de l'atlas.
e. Le drainage veineux du névraxe se fait par les veines des plexus choroïdes, les sinus de la dure-mère, les plexus veineux de l'étage postérieur et du rachis et les veines périméningées (+).

34. **À propos de la structure du nerf, on peut dire que :**

a. La gaine de myéline accélère la vitesse de propagation de l'influx nerveux.
b. Au sein d'un fascicule nerveux on trouve des axones moteurs et sensitifs.
c. On appelle synapse le corps d'un neurone.
d. L'épinèvre engaine les fascicules nerveux et les vaisseaux contenus dans les nerfs.
e. Le système nerveux végétatif post-ganglionnaire se compose de fibres amyélinisées (+).

35. **À propos du système nerveux périphérique, on peut dire que :**

a. Le nerf trijumeau est responsable de l'innervation sensitive de la face.
b. Le nerf accessoire participe à la motricité du larynx.
c. Jusqu'à la vertèbre C7 les nerfs spinaux portent le numéro de la vertèbre inférieure au foramen intervertébral d'émergence.
d. Le diaphragme pelvien est innervé par le nerf phrénique.
e. Au cours de leur trajet dans le foramen intervertébral, les nerfs spinaux donnent un rameau méningé (+).

De la question 36 à la question 38 : donner la réponse juste.

36. **À propos de l'organisation du système nerveux, on peut dire que :**

a. Le cortex cérébral est le centre de la vie réflexe.
b. Le cervelet est le siège d'activités inconscientes et homolatérales.
c. La boucle vestibulo-cérébelleuse (archicervelet) contrôle le tonus de posture.
d. La fonction de l'archipallium ne s'ouvre en aucun cas à la conscience.
e. Le néopallium est la formation la plus archaïque (+).

37. **À propos des aires corticales du cerveau, on peut dire que :**

a. Les aires corticales se trouvent également sur le corps calleux.
b. Le noyau caudé est le centre principal de du système nerveux végétatif.
c. On distingue pour chaque fonction sensorielle 5 aires différentes.
d. Les centres de l'expression verbale et du langage forment un quadrilatère au niveau de la partie antérieure du lobe frontal.
e. Le paléocortex est réduit chez l'homme qui est un animal microsmatique (+).

De la question 38 à la question 45 : interprétation de schémas.

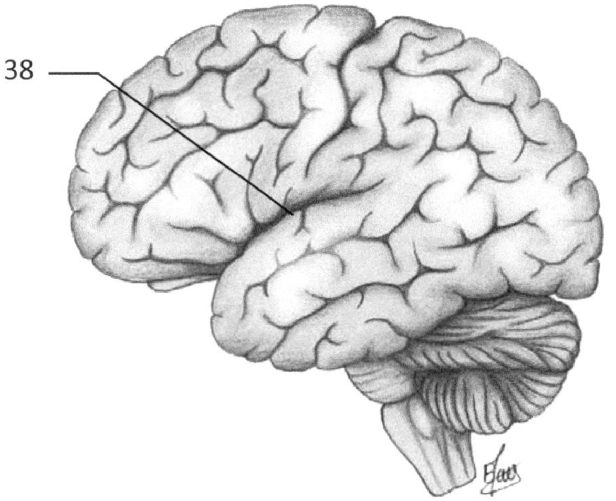

38. Vue latérale de l'encéphale

a. Fissure longitudinale.
b. Lobe occipital.
c. Sillon latéral.
d. Fissure transverse.
e. Vermis.

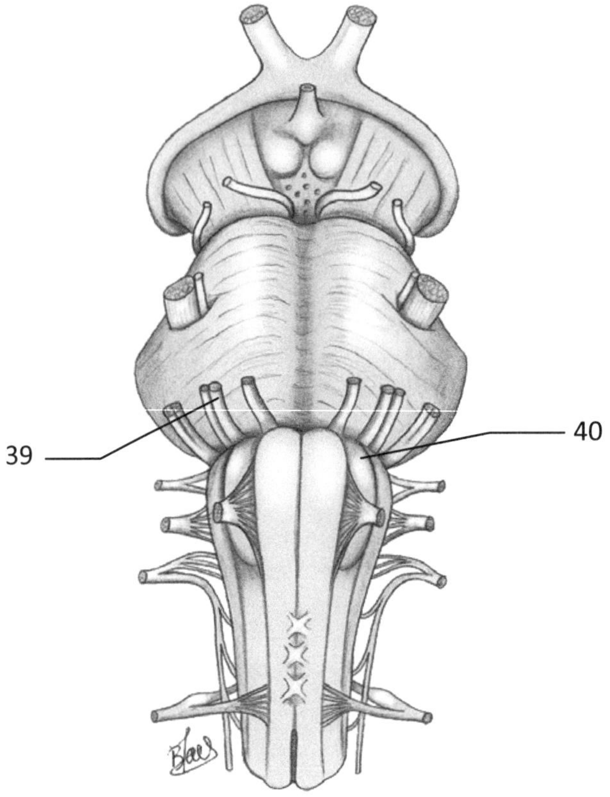

39. Vue antérieure du tronc cérébral

a. Nerf vestibulo–cochléaire.
b. Nerf facial.
c. Sillon bulbo-pontique.
d. Nerf accessoire.
e. Olive bulbaire (+).

40. Vue antérieure du tronc cérébral

a. Tractus optique.
b. Nerf facial.
c. Sillon bulbo-pontique.
d. Nerf accessoire.
e. Olive bulbaire (+).

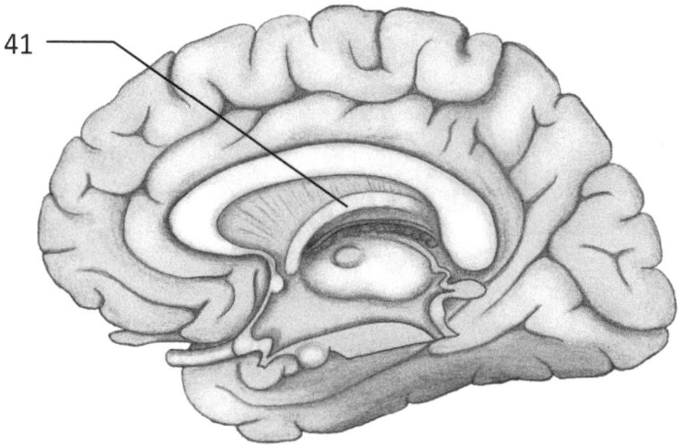

41. Vue médiale du cerveau

a. Corps calleux.
b. Fornix.
c. Hypothalamus.
d. Thalamus.
e. Lobe occipital (+).

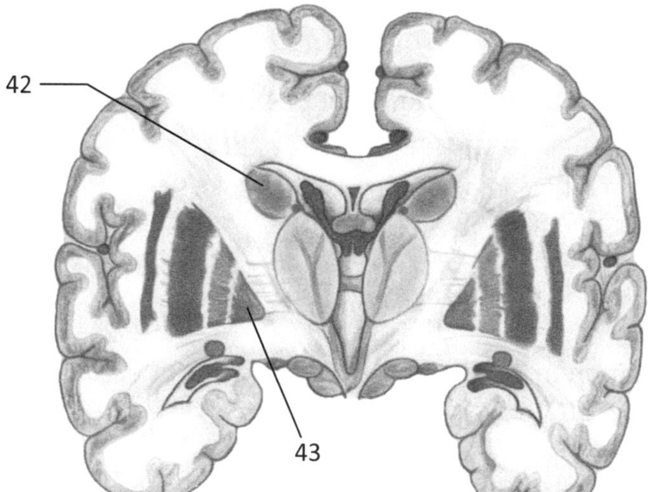

42. Coupe frontale du cerveau

a. Tête du noyau caudé.
b. 3e ventricule.
c. Claustrum.
d. Queue du noyau caudé.
e. Globus pallidus médial (+).

43. Coupe frontale du cerveau

a. Tête du noyau caudé.
b. 3e ventricule.
c. Claustrum.
d. Queue du noyau caudé.
e. Globus pallidus médial (+).

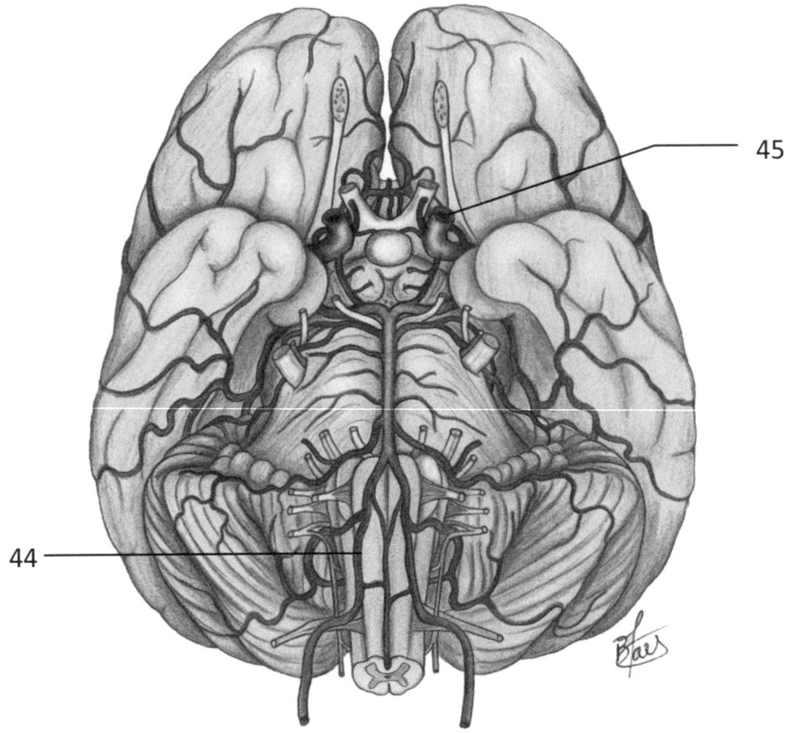

44. Vascularisation artérielle de l'encéphale sur une vue inférieure

a. Artère cérébrale antérieure.
b. Artère communicante postérieure.
c. Artère paramédiane .
d. Artère vertébrale.
e. Artère carotide interne.

45. Vascularisation artérielle de l'encéphale sur une vue inférieure

a. Artère cérébrale antérieure.
b. Artère communicante postérieure.
c. Artère paramédiane.
d. Artère vertébrale.
e. Artère carotide interne.

De la question 46 à la question 50 : donner la ou les réponses justes.

46. À propos des grandes voies, on peut dire que :

a. La voie motrice volontaire est une voie à 2 neurones (un neurone central et un neurone périphérique au niveau des noyaux moteurs).
b. La voie motrice volontaire est une voie à 4 neurones.
c. La totalité du tractus pyramidal décusse au niveau de la moelle allongée.

d. Le 2e neurone de la voie motrice volontaire se situe dans la corne postérieure de la moelle.
e. La voie cortico-nucléaire décusse à chaque étage du tronc cérébral avant d'atteindre les motoneurones des nerfs crâniens.

47. **À propos des grandes voies, on peut dire que :**

a. Les voies sensitives véhiculent les sensations inconscientes vers le cortex cérébral.
b. La sensibilité extéroceptive est une sensibilité superficielle.
c. Les voies de la sensibilité conscientes sont des voies à 3 neurones.
d. La sensibilité intéroceptive est une sensibilité provenant des viscères.
e. La sensibilité proprioceptive est une sensibilité issue des téguments.

48. **À propos de la moelle spinale, on peut dire que :**

a. La zone viscéro-motrice occupe l'apex de la corne antérieure.
b. Les faisceaux graciles et cunéiformes constituent les cordons postérieurs de la moelle spinale.
c. Les faisceaux propres latéraux se situent à la périphérie des cordons latéraux.
d. La zone intéroceptive se situe dans l'apex de la corne postérieure.
e. Le canal central de la moelle spinale est très large au niveau lombaire (+).

49. **À propos du système nerveux végétatif, on peut dire que :**

a. Un nerf splanchnique est un nerf situé entre un plexus nerveux et un viscère.
b. Le nerf trijumeau véhicule un influx parasympathique.
c. La voie orthosympathique est une voie à 4 neurones.
d. Le tronc sympathique comprend 3 ganglions cervicaux.
e. La lésion du tronc sympathique cervical entraîne le syndrome de Claude-Bernard Horner (+).

50. **À propos de l'organisation générale du système nerveux végétatif, on peut dire que :**

a. Le nerf glosso-pharyngien a une action parasympathique sur la glande parotide.
b. Le plexus cœliaque reçoit les nerfs grand et petit splanchniques.
c. L'influx parasympathique destiné au testicule et à l'ovaire est véhiculé par le nerf vague.
d. Le ganglion otique est un relais sur la voie parasympathique destinée à la glande lacrymale.
e. Le ganglion stellaire est le résultat de la fusion du dernier ganglion thoracique et du 1er ganglion lombaire au niveau du tronc sympathique (+).

Réponses

1. E

Le système nerveux autonome (végétatif) est composé de l'association du système orthosympathique (sympathique, adrénergique) et du système parasympathique (cholinergique) assurant tous 2, par leurs actions antagonistes, l'équilibre végétatif de l'organisme.

Les méninges enveloppent le système nerveux central et l'origine des nerfs spinaux avant qu'ils émergent du foramen intervertébral.

2. A

La neuroglie (nevroglie) est un tissu interstitiel de soutien qui sécrète et résorbe le liquide cérébro-spinal ; la neuroglie épithéliale tapisse les cavités épendymaires (ex. le 4e ventricule), elle devient la toile épendymaire lorsqu'elle s'accole à la pie-mère et de plexus choroïde lorsque des vaisseaux s'y invaginent.

Le liquide cérébro-spinal circule dans les villosités arachnoïdiennes.

3. E

Le névraxe est d'origine ectoblastique et se forme par 2 processus : l'enfoncement de la gouttière neurale et la métamérisation ; la gouttière se ferme (fermeture complète à la 4e semaine) pour constituer le tube neural.

4. E

La partie crâniale de du tube neural (chordencéphale et archencéphale) donne l'encéphale, la partie caudale donne la moelle spinale.

À partir de la 4e semaine embryonnaire, apparaissent 3 couches au sein du tube neural : la couche palliale qui donnera la substance grise, la couche marginale qui donnera la substance blanche et la couche épendymaire qui tapisse le canal neural.

Le sillon limitant divise la substance grise en 2 lame : une lame dorsale (future corne postérieure) à destinée sensitive et une lame ventrale (future corne ventrale) à destinée motrice.

Latéralement, entre les lames dorsale et ventrale se développe une zone intermédiaire (future corne latérale) à destinée végétative.

5. E

Le prosencéphale (partie crâniale du tube neural) se développe pour donner 2 vésicules, télencéphalique (qui donnera les 2 ventricules latéraux) et diencéphalique (qui donnera le 3e ventricule), autour desquelles se développent ensuite le télencéphale et le diencéphale.

6. A

Le cerveau est issu du développement du télencéphale et du diencéphale à partir du prosencéphale.

Le télencéphale subit des mouvements de division (ébauche des hémisphères cérébraux et des ventricules latéraux), de bascule (venant recouvrir le diencéphale), de rotation (pour les parties latérales qui vont constituer les lobes temporaux et venir dissimuler les lobes insulaires) et d'accolement télo-diencéphalique (en formant la fissure transverse du cerveau).

7. a et b
Le noyau lentiforme (putamen, globus pallidus médial et globus pallidus latéral) se situe entre les capsules interne et externe dans le cerveau.
Le noyau caudé s'enroule autour du thalamus.
Ces 2 noyaux (avec le claustrum) constituent les centres effecteurs moteurs.
Le noyau dentelé est un noyau cérébelleux, la capsule interne est la substance blanche (voie de passage des tractus) située entre le thalamus et le noyau lenticulaire.

8. a et b
Le diencéphale est organisé autour du 3e ventricule en une partie dorsale (thalamus, métathalamus, épithalamus) et une partie ventrale (hypothalamus, subthalamus).

9. a, b et c
La formation réticulaire est constituée d'un mélange de substance blanche et de substance grise formant une coulée diffuse sur toute la hauteur du tronc cérébral et dans la moelle spinale ; elle s'organise en 3 colonnes et assure, par ses nombreuses connexions, la coordination de nombreuses fonctions vitales (activité mentale, vie végétative, cycle circadien veille-sommeil.

10. a, b, c, d, e
Le tronc cérébral, situé dans la fosse cérébrale postérieure, est constitué de haut en bas par le mésencéphale, le pont et la moelle allongée ; il présente, à sa face postérieure, une dilatation épendymaire losangique, le 4e ventricule ; il contient des formations segmentaires (noyaux des nerfs crâniens), des formations intersegmentaires (formation réticulaire), des formations suprasegmentaires (noyau prétectal, colliculus) et les noyaux relais des sensibilités tactiles épicritiques et proprioceptives conscientes.
Le tronc cérébral est également l'endroit de passage des grandes voies (voies motrices, descendantes, voies sensitives, ascendantes et faisceaux propres d'association).

11. a, b, c, e
Les noyaux des nerfs crâniens sont étagés sur toute la hauteur du tronc cérébral et organisés en 6 colonnes de part et d'autre de la ligne médiane en avant du plancher du 4e ventricule.
Sur une vue postérieure du tronc cérébral, après résection du cervelet et des voiles médullaires (supérieur et inférieur), on découvre le 4e ventricule, de forme losangique, limité latéralement par les pédoncules cérébelleux et présentant au niveau de son plancher les reliefs des noyaux des nerfs crâniens (ex. colliculus facial).

Le 4e ventricule est un endroit de collection du liquide cérébro-spinal qui s'évacue dans la citerne cérébello-médullaire postérieure par l'ouverture médiane du 4e ventricule (au niveau du voile médullaire inférieur).

12. a, c, d
La moelle spinale est logée dans le canal vertébral et se termine en L2 (le fourreau dure-mérien se termine lui au niveau de S2), elle présente 2 intumescences (cervicale et lombaire) correspondant à l'émergence des nerfs spinaux constituant les plexus (brachial et lombo-sacral) nerveux destinés aux membres.

13. a, c, e
Le névraxe est vascularisé par 2 réseaux artériels principaux : le réseau carotidien (issu des artères carotides internes) et le réseau vertébro-basilaire (issu des artères vertébrales qui se réunissent pour former l'artère basilaire) qui s'anastomosent à la base du cerveau pour constituer le cercle artériel de la base du cerveau.
Le réseau carotidien vascularise le cerveau, le réseau vertébro-basilaire vascularise le tronc cérébral et le cervelet ainsi qu'une partie de la moelle spinale (artères spinale antérieure et postérieures).
Du cercle artériel de la base du cerveau partent 3 artères cérébrales (antérieure, moyenne et postérieure) à droite et à gauche.

14. c
L'innervation du membre supérieur est assurée par les nerfs issus du plexus brachial (C5 - T1).

15. e
Le nerf vague est un nerf mixte (moteur et sensitif) d'origine branchiale (4e arc) dont une partie est responsable de la phonation et de la motricité pharyngienne et l'autre partie a une fonction autonome parasympathique sur les viscères thoraciques et une grande partie des viscères abdominaux.

16. d
Voir question précédente.

17. b
Les nerfs spinaux naissent de la réunion de 2 racines (antérieure et postérieure) qui émergent respectivement des sillons antéro-latéral et postéro-latéral de la moelle spinale ; on compte 8 nerfs spinaux cervicaux, 12 nerfs spinaux thoraciques, 5 nerfs spinaux lombaires, 5 nerfs spinaux sacraux et 1 (ou 3) nerfs spinaux coccygiens.

18. d
Les aires motrices se situent au niveau du cortex frontal (ex. gyrus précentral pour la motricité volontaire).
Les aires de la sensibilité se situent au niveau du cortex pariétal (gyrus post-central).
Les aires visuelles occupent le cortex occipital et les aires auditives le cortex temporal.

19. e

La voie motrice principale (motricité directe, voie à 2 neurones : 1 neurone central du cortex au noyau moteur et 1 neurone périphérique dans le noyau moteur) naît au niveau du gyrus précentral par un éventail de fibres qui se regroupent dans la capsule interne pour former le tractus pyramidal ; ce tractus descend dans le tronc cérébral en abandonnant une partie de ses fibres qui vont terminer dans les noyaux moteurs des nerfs crâniens après décussation (tractus cortico-nucléaire) alors que le reste des fibres (tractus cortico-spinal) continue dans la moelle spinale après avoir décussé (pour une grande partie) au niveau de la moelle allongée ou dans la moelle spinale ; les fibres se terminent dans la corne antérieure de la moelle spinale (noyaux moteurs des nerfs spinaux).

20. e

Les voies sensitives véhiculent les sensations conscientes vers le cortex cérébral (gyrus post-central) et les sensations inconscientes vers les structures sous-corticales (thalamus) et le cervelet.
Ce sont des voies à 3 neurones comprenant 3 relais : le ganglion spinal, la corne postérieure de la moelle spinale (ou les noyaux gracile et cunéiforme de la moelle allongée) et le thalamus.

21. a

Le tronc sympathique forme une chaine ganglionnée de chaque côté du rachis ; il est connecté aux nerfs spinaux par les rameaux communicants gris (sur toute la hauteur du rachis) et les rameaux communicants blancs (qui n'existent qu'entre C8 et L2) ; les noyaux moteurs du sympathique se trouvent dans la corne latérale de la moelle thoracique (entre C8 et L2) où ils forment la colonne intermédio-latérale.

22. b

Les noyaux moteurs du parasympathique crânien (1er neurone) se situent au niveau de la 3e colonne des noyaux du plancher du 4e ventricule (noyaux végétatifs du III, VII, IX et X) ; le 2e neurone se trouve dans le ganglion viscéral intéressé.
Les noyaux du parasympathique pelvien (1er neurone) forment la colonne intermédio-ventrale au niveau des myélomères sacraux ; les axones empruntent ensuite les nerfs splanchniques pelviens (nerfs érecteurs) et le 2e neurone se trouve dans la paroi du viscère (ou au niveau d'un plexus et son axone chemine jusqu'à l'effecteur).
Le parasympathique pelvien agit sur le côlon descendant, le côlon sigmoïde, le rectum, l'uretère pelvien, la vessie et les organes génitaux (excepté les gonades).

23. a

Voir la réponse 19.

24. e

Une section de la moelle spinale au niveau de C5 entraîne une paralysie de tous les territoires situés en dessous de la lésion : c'est une tétraplégie. Une paraplégie ne touche que la partie inférieure du tronc et les membres inférieurs, elle est le résultat d'une lésion de la moelle spinale entre T1 et L2 ; les membres supérieurs (C5 – C8) ne sont alors pas atteints.

25. d
Une obstruction massive de l'artère carotide interne entraîne une lésion des centres moteurs donc une hémiplégie qui sera controlatérale étant donné que les voies motrices décussent.

26. c
Suite à une vagotomie, l'estomac sera majoritairement sous dépendance orthosympathique ce qui entraînera une diminution de la sécrétion acide.

27. e
Il est important de connaitre la projection cutanée d'une douleur viscérale car la projection ne se trouve pas obligatoirement en regard du viscère concerné.
L'innervation viscérale est sous la dépendance du système nerveux végétatif.

28. a
Les hémisphères cérébraux sont séparés par la fissure longitudinale du cerveau, le sillon central sépare les lobes frontal et pariétal, la fissure transverse du cerveau circonscrit la base du cerveau.

29. e
On trouve la citerne interpédonculaire à l'avant du mésencéphale, la citerne pontique à l'avant du pont, la citerne ambiante en arrière du mésencéphale et la citerne cérébello-médullaire entre la face inférieure du cervelet et la face postéro-inférieure de la moelle allongée.

30. b
Le cervelet est relié au tronc cérébral par 3 pédoncules cérébelleux (supérieur, moyen et inférieur) circonscrivant latéralement le 4e ventricule.
Le tronc cérébral est relié au cerveau par 2 pédoncules cérébraux (droit et gauche) formés chacun d'un pied (en avant, passage des voies motrices) et d'un tegmentum (en arrière, comprenant des noyaux gris).

31. d
Les pédoncules cérébelleux inférieurs relient le cervelet à la moelle allongée, les pédoncules cérébelleux moyen relient le cervelet au pont et les pédoncules cérébelleux supérieurs relient le cervelet au mésencéphale.

32. a
La substance grise a toujours une forme de H mais par exemple on individualise nettement les cornes latérales au niveau des myélomères thoraciques.

33. c
Les artères vertébrales se réunissent pour donner l'artère basilaire qui se divise dans sa partie supérieure pour donner les 2 artères cérébrales postérieures.

34. c

On appelle synapse la zone de contact fonctionnel entre les axones de 2 neurones ; on décrit également des contacts axone-effecteur (jonctions neuromusculaires, neurosécrétoires et neurosensorielles).

35. d

C'est le diaphragme thoraco-abdominal qui est innervé par le nerf phrénique (C4) ; le diaphragme pelvien est innervé par les nerfs du plexus pudendal (S3 – S4).

36. b

D'un point de vue fonctionnel, les centres supra-segmentaires coiffent les centres inter-segmentaires qui coiffent les centres segmentaires.

Les centres segmentaires siègent dans la moelle spinale et le tronc cérébral (vie réflexe de l'individu), les centres inter-segmentaires sont représentés par les neurones d'association médullaires et la formation réticulaire du tronc cérébral (comportements aveugles, inconscients et dépourvus d'initiatives) et les centres supra-segmentaires siègent au niveau du cerveau (vie personnelle de l'individu, émergence à la conscience par des actions controlatérales) ; le cervelet lui, est le siège d'activités inconscientes et homolatérales.

37. e

Le néencéphale (télencéphale soustrait des noyaux basaux) est représenté par la totalité de l'écorce des hémisphères cérébraux, il est composé par le néopallium coiffant l'archipallium.

L'archipallium comprend 2 types de cortex : le paléocortex, centre de l'olfaction (rhinencéphale) dont la surface est réduite chez l'homme (qui est microsmatique, c'est-à-dire à odorat réduit) aux dépends de l'archicortex (formations hippocampiques) responsable de la fonction comportementale.

38. c

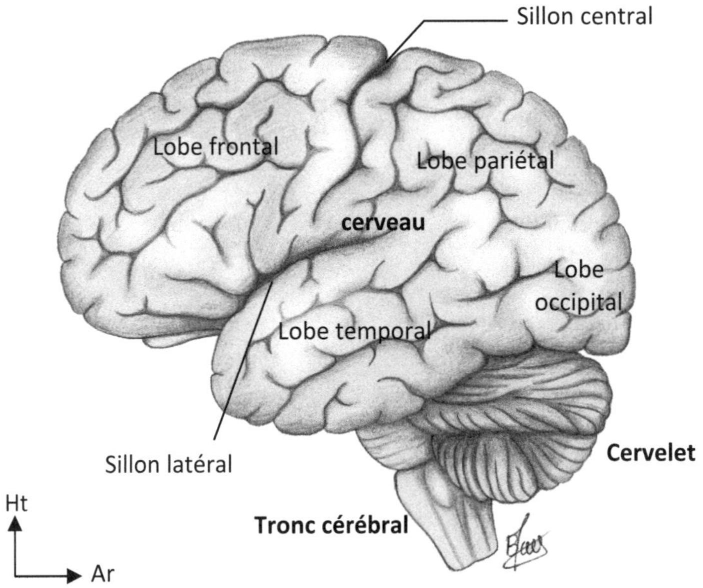

Vue latérale de l'encéphale

39. b

40. e

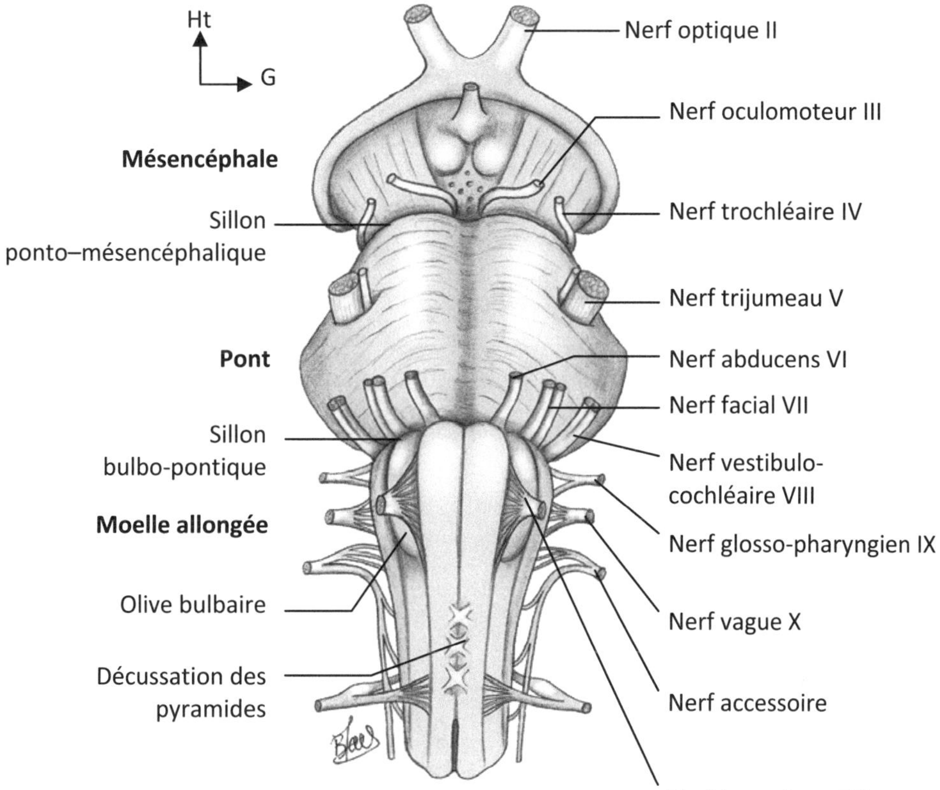

Vue antérieure du tronc cérébral

41. b

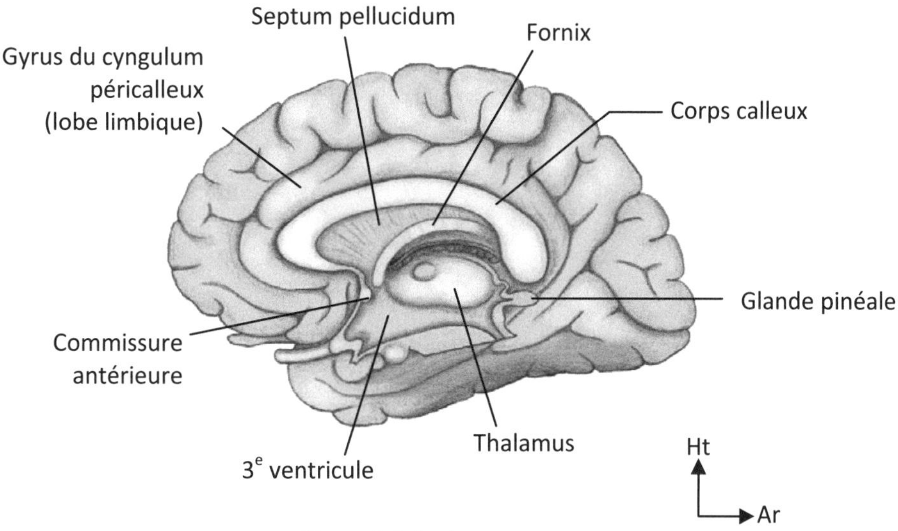

Vue médiale du cerveau

42. a

43. e

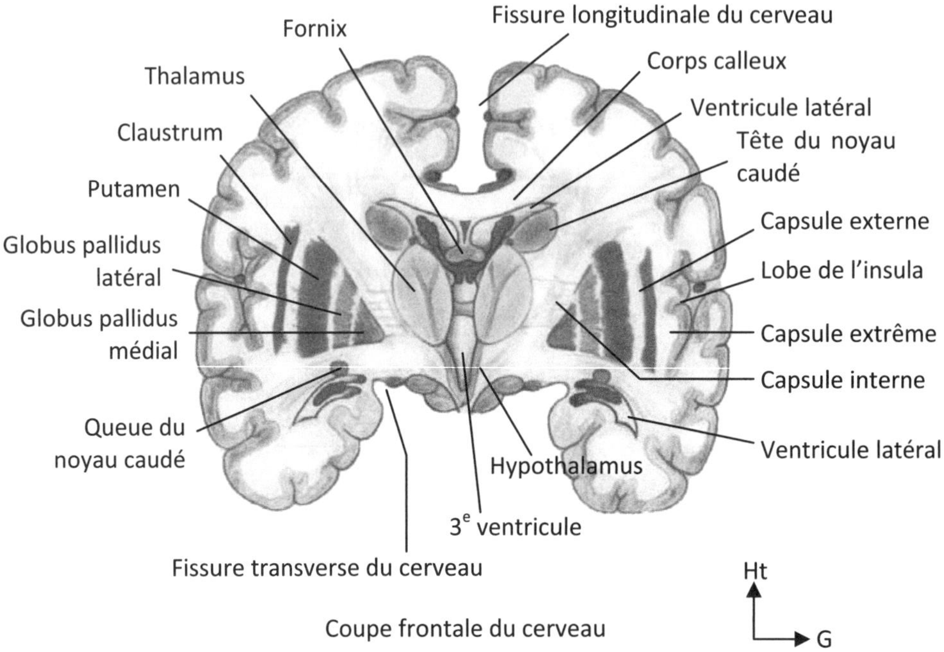

Coupe frontale du cerveau

44. d

45. e

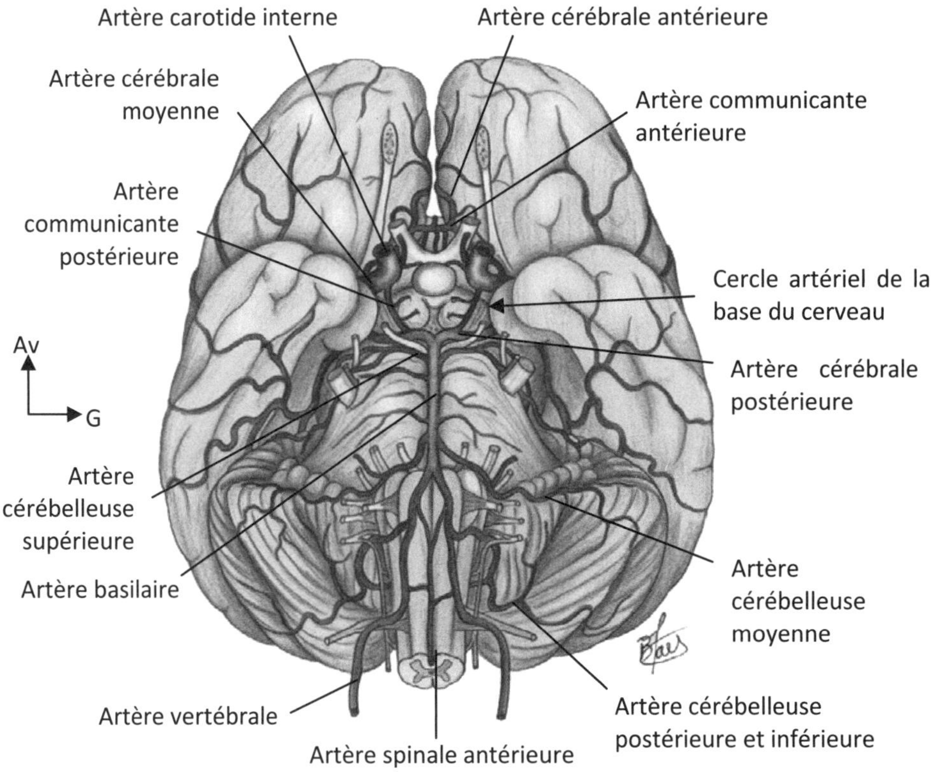

Vascularisation artérielle du cerveau sur une vue inférieure

46. a , e
Voir la réponse 19.

47. b, c, d
On distingue 3 types de sensibilités : la sensibilité extéroceptive ou superficielle (provenant des téguments) qui est consciente, la sensibilité proprioceptive (provenant des os, muscles et articulations) qui peut être consciente ou inconsciente et la sensibilité intéroceptive (provenant des viscères).
Voir également la réponse 20.

48. b
Si l'on considère la somatotopie de la substance blanche :
Le cordon postérieur (faisceaux gracile et cunéiforme) véhicule une partie de la sensibilité extéroceptive (sensibilité tactile discriminative ou épicritique) et la sensibilité proprioceptive consciente (localisattion spatiale et temporelle du corps).
Le cordon latéral présente le tractus spino-thalamique latéral, véhiculant une partie de la sensibilité extéroceptive (influx nociceptifs thermiques et douloureux), les tractus spino-cérébelleux (antérieur pour les membres supérieur et postérieur pour le tronc et les membres inférieurs) véhiculant la sensibilité proprioceptive inconsciente, le tractus cortico-spinal latéral (voie motrice directe destinée au tronc et aux membres).
Le cordon antérieur présente le tractus spino-thalamique antérieur, véhiculant une partie de la sensibilité extéroceptive (tact grossier non discriminatif ou tact protopathique), le tractus cortico-spinal antérieur (voie motrice directe destinée au tronc et aux membres).
La sensibilité intéroceptive emprunte des voies multiples dans la substance grise et la substance blanche.
Les cordons latéraux et antérieurs présentent également d'autres tractus sensitifs et moteurs (voie motrice indirecte).
Si l'on considère la somatotopie de la substance grise :
- L'apex de la corne postérieure est la zone extéroceptive ;
- Le col de la corne postérieure est la zone proprioceptive ;
- La base de la corne postérieure est la zone intéroceptive ou viscéro-sensitive ;
- La base de la corne antérieure est la zone viscéro-motrice ;
- L'apex de la corne antérieure est la zone somato-motrice ;
- Les zones viscéro-sensitive et viscéro-motrice constituent la corne latérale au niveau thoracique.

49. d, e
Le tronc sympathique comprend 3 ganglions cervicaux (le 3e est fusionné avec le 1er ganglion thoracique, c'est le ganglion stellaire), 12 ganglions thoraciques, 4 à 5 ganglions lombaires et 4 ganglions sacraux.
La lésion du tronc sympathique cervical entraîne le syndrome de Claude-Bernard Horner avec enophtalmie, ptosis, myosis et vasodilatation de l'hémiface.

50. a, b, c

Chapitre IV : organes des sens

De la question 1 à la question 5 : donner la réponse juste.

1. À propos de l'œil, on peut dire que :

a. Le bulbe oculaire est formé par 2 segments de sphère droit et gauche accolés.
b. La tunique fibreuse de l'œil est la tunique moyenne.
c. La tunique nerveuse de l'œil est la tunique antérieure.
d. L'humeur aqueuse, le cristallin et le corps vitré sont les 3 milieux transparents de l'œil.
e. Les muscles extrinsèques de l'œil sont innervés par le nerf optique.

2. À propos de la rétine optique, on peut dire que :

a. Les cônes permettent d'avoir une vision crépusculaire.
b. Le fond d'œil permet de voir les cônes et les bâtonnets.
c. Le fond d'œil permet de voir les vaisseaux de la rétine.
d. Les quadrants supérieurs de la rétine reçoivent la partie supérieure du champ visuel de l'œil.
e. La fovéa centralis correspond à l'émergence du nerf optique.

3. À propos des voies optiques, on peut dire que :

a. Le 1er et le 2e neurone sont thalamiques.
b. Les fibres issues de la rétine nasale véhiculent l'influx provenant du champ visuel nasal.
c. Les fibres issues de la rétine temporale décussent au niveau du chiasma optique.
d. Le corps cellulaire du 3e neurone se situe au niveau du corps géniculé latéral.
e. Les voies optiques se terminent sur les lèvres du sillon pariéto-occipitale.

4. À propos de l'oreille, on peut dire que :

a. Le méat auditif fait partie de l'oreille moyenne.
b. La membrane tympanique, la caisse du tympan, la trompe auditive et les annexes mastoïdiennes font partie de l'oreille interne.
c. Entre le labyrinthe osseux et le labyrinthe membraneux se trouve l'espace périlymphatique contenant la périlymphe.
d. Le conduit cochléaire contient les organites de l'équilibration.
e. Les canaux semi-circulaires n'ont aucun rôle dans l'équilibration.

5. À propos de l'équilibration, on peut dire que :

a. Les organes de l'équilibration sont l'utricule, le saccule et le conduit cochléaire.
b. Chaque conduit semi-circulaire est orienté dans un plan de l'espace.
c. Les statoconies sont des cristaux qui bouchent les canaux semi-circulaires.
d. Le nerf de l'équilibration est représenté par le contingent vestibulaire du VII.
e. Le corps cellulaire du 1er neurone de la voie de l'équilibration se situe au niveau du plancher du 4e ventricule.

De la question 6 à la question 8 : donner la réponse fausse.

6. À propos de l'audition, on peut dire que :

a. Le nerf de l'audition est le contingent cochléaire du VII.
b. Le corps du protoneurone est situé dans le ganglion spiral.
c. Les vibrations sonores sont transmises du tympan à la fenêtre vestibulaire par la chaine ossiculaire.
d. Le malléus, l'incus et le stapès sont les os de la chaine ossiculaire.
e. L'organe spiral contient les organites sensoriels de l'audition.

7. À propos de la langue, on peut dire que :

a. La langue naît de bourgeons au niveau de la partie ventrale des 4 premiers arcs branchiaux.
b. Les nerfs V, VII, IX et X sont les nerfs sensitivo-sensorielle de la langue.
c. La muqueuse linguale est recouverte de papilles contenant les calicules gustatifs.
d. Les lymphatiques se drainent dans les lymphonoeuds occipitaux.
e. L'aire gustative se situe au niveau de l'opercule pariétal au pied du gyrus post-central.

8. À propos de l'olfaction, on peut dire que :

a. La muqueuse olfactive se situe au niveau du cornet moyen.
b. Les filets du nerf olfactif passent à travers la lame criblée de l'ethmoïde.
c. La muqueuse olfactive est un neuro-épithélium.
d. Le tractus olfactif se termine par les stries olfactives.
e. Les voies olfactives sont bineuronales, ne comportent pas de neurone thalamique, ne sont pas croisées et se terminent au niveau du cortex du rhinencéphale.

De la question 9 à la question 13 : interprétation de schémas.

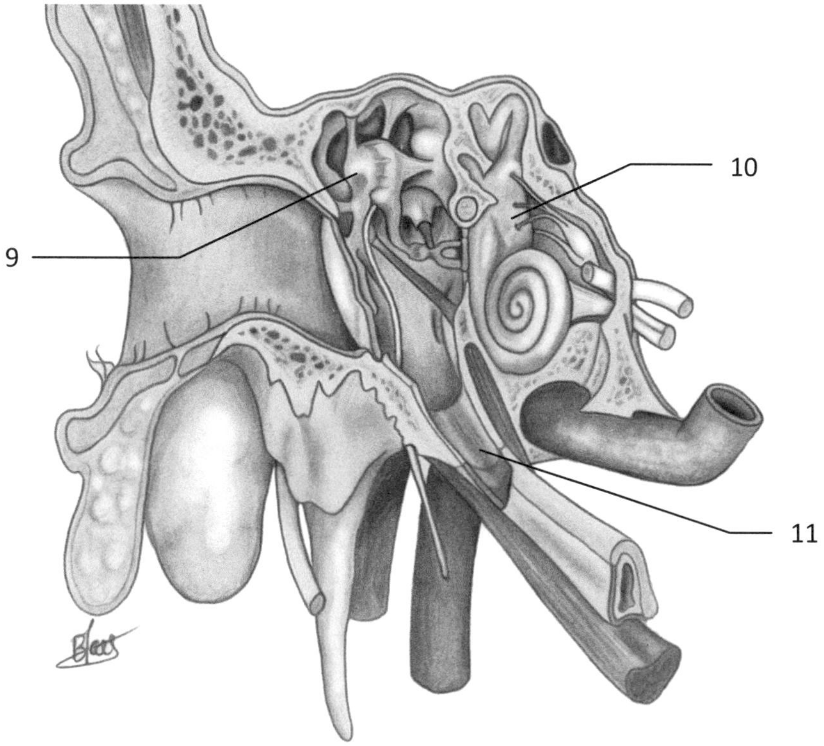

9. Coupe frontale de l'oreille droite

a. Malléus.
b. Uncus.
c. Stapès.
d. Enclume.
e. Étrier.

10. Coupe frontale de l'oreille droite

a. Caisse du tympan.
b. Cochlée.
c. Canaux semi-circulaires.
d. Membrane tympanique.
e. Vestibule.

11. Coupe frontale de l'oreille droite

a. Caisse du tympan.
b. Cochlée.
c. Vestibule.
d. Utricule.
e. Trompe auditive.

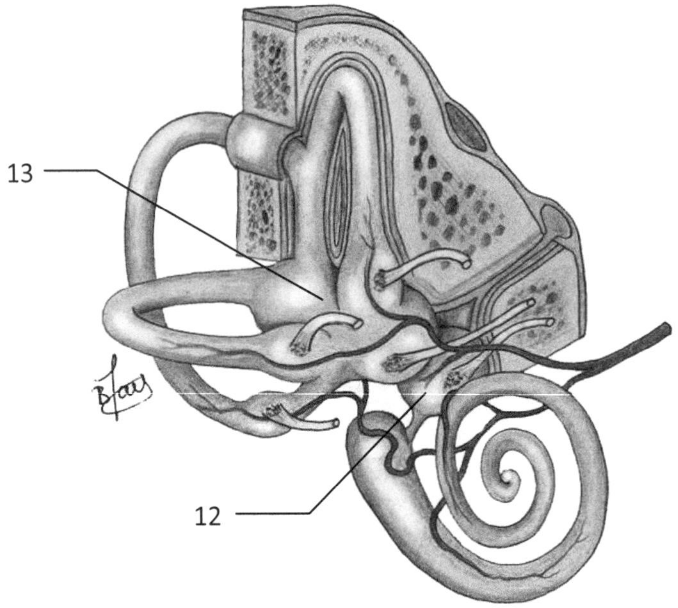

12. Le labyrinthe membraneux droit

a. Utricule.
b. Canal semi-circulaire.
c. Saccule.
d. Ampoule du canal semi-circulaire.
e. Conduit cochléaire.

13. Le labyrinthe membraneux droit

a. Conduit semi-circulaire supérieur.
b. Conduit semi-circulaire latéral.
c. Conduit semi-circulaire postérieur.
d. Utricule.
e. Conduit cochléaire.

De la question 14 à la question 20 : donner la réponse juste.

14. À propos de l'organogénèse de l'œil, on peut dire que :

a. La maturité du bulbe oculaire est achevée à la fin du 1er mois.
b. Le cristallin est issu de la placode optique.
c. La cupule optique donne les paupières.
d. Le colobome iridien est l'absence d'iris.
e. Le canal hyaloïde est un vestige situé dans le cristallin (+).

15. À propos de l'œil et des voies optiques, on peut dire que :

a. La partie ciliaire de la rétine est non visuelle.
b. La partie iridienne de la rétine est visuelle.
c. En cas de myopie l'image se forme en arrière de la rétine.
d. Les quadrants nasaux de la rétine reçoivent le champ visuel nasal.
e. L'énucléation non invasive de l'œil est impossible (+).

16. À propos de la membrane tympanique, on peut dire que :

a. La membrane tympanique a une origine embryologique unique.
b. La corde du tympan délimite la membrane tympanique au niveau de la caisse du tympan.
c. La membrane tympanique est sous-tendue par les reliefs de l'uncus.
d. La membrane tympanique est tendue par le muscle du stapès.
e. La membrane tympanique présente une pars tensa et une pars flaccida (+).

17. À propos des voies de l'audition et de l'équilibre, on peut dire que :

a. Le cortex cérébelleux n'intervient pas au niveau des voies vestibulaires.
b. La pathologie infectieuse de l'oreille externe et de l'oreille moyenne (otite) peut entraîner une hypoacousie.
c. Les noyaux vestibulaires contiennent les protoneurones de la voie vestibulaire.
d. Les canaux semi-circulaires interviennent dans le mécanisme de l'audition.
e. Le syndrome vestibulaire se caractérise par une perte l'audition.

18. À propos de l'appareil du goût, on peut dire que :

a. L'organe du goût est réparti exclusivement sur les faces latérales de la langue.
b. Le 1er arc branchial (mandibulaire) donne les 2/3 antérieurs de la langue.
c. Embryologiquement la langue dérive des 2 premiers arcs branchiaux.
d. Les voies gustatives empruntent essentiellement le nerf mandibulaire puis le nerf trijumeau.
e. La voie gustative est totalement indépendante de la voie olfactive (+).

19. À propos de l'appareil de l'olfaction, on peut dire que :

a. L'aire olfactive se situe essentiellement au niveau de la substance perforée antérieure.
b. Les cellules neurosensorielles olfactives se trouvent dans le bulbe olfactif.
c. Les fractures du sphénoïde entraînent une perte de l'odorat.

d. À la fin de la 5e semaine embryonnaire l'appareil de l'olfaction est complètement formé.
e. Les aires olfactives sont connectées au système limbique centre des émotions et du comportement (+).

20. À propos des organes des sens, on peut dire que :

a. Tous les muscles extrinsèques de l'œil sont innervés par le nerf oculomoteur.
b. L'antre mastoïdien s'ouvre dans l'oreille interne.
c. L'oreille interne est vascularisée par l'artère labyrinthique.
d. Les papilles circumvallées ou caliciformes sont de très petite taille et se situent sur les bords de la muqueuse du dos de la langue.
e. Le bulbe olfactif contient le mucus servant à piéger les molécules volatiles.

Réponses

1. d
Le faisceau lumineux traverse 3 milieux transparents avant d'atteindre la rétine : l'humeur aqueuse, le cristallin et le corps vitré.

2. c
On réalise le fond d'œil avec un ophtalmoscope ; cet examen permet de visualiser les vaisseaux rétiniens, la macula avec la fovéa centralis et la papille du nerf optique.

3. d
Le 1er neurone et le corps cellulaire du 2e neurone de la voie optique se trouvent au niveau de la rétine ; l'axone du 2e neurone chemine ensuite dans le nerf optique, le chiasma optique et le tractus optique jusqu'au corps géniculé latéral ou se trouve le 3e neurone (neurone thalamique) ; les axones des 3e neurones constituent finalement les radiations optiques qui se terminent sur les lèvres du sillon calcarin.

4. c

5. b
Chaque conduit semi-circulaire est orienté dans un plan de l'espace et renseigne le système nerveux central sur l'accélération de la tête par rapport à ce plan

6. a
Le nerf de l'audition est le contingent cochléaire du nerf vestibulo-cochléaire (VIII).

7. d
Les lymphatiques de la langue se drainent dans les lymphonoeuds submentonniers, submandibulaires et jugulaires internes.

8. a
La muqueuse olfactive est un neuro-épithélium situé au niveau du cornet nasal supérieur et de la partie supérieure du septum nasal.

9. a

10. e

11. e

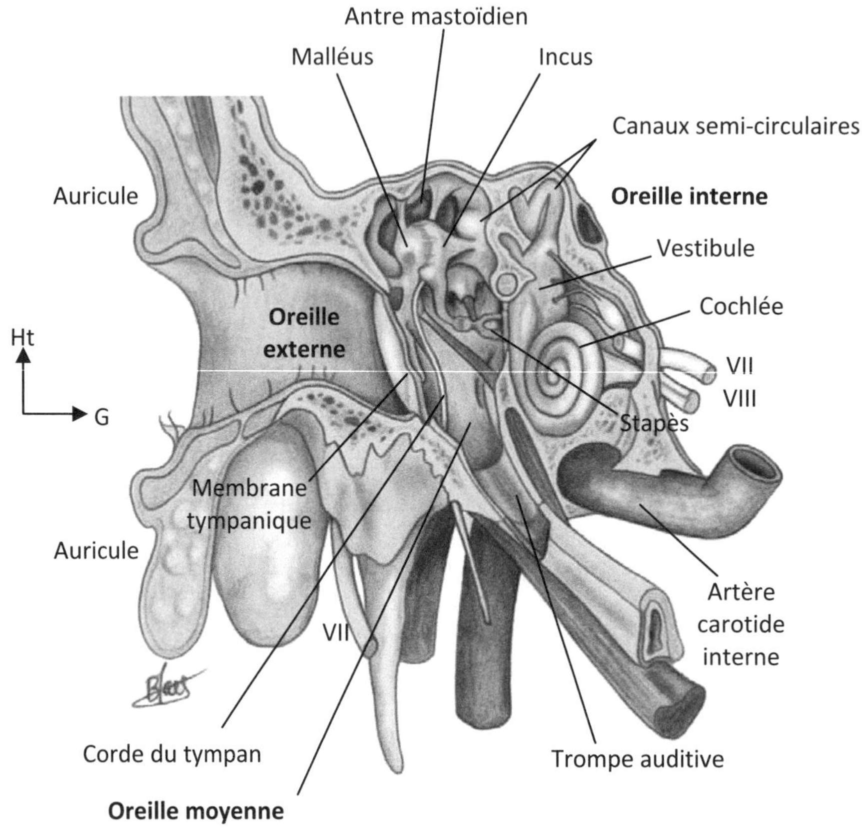

Coupe frontale de l'oreille droite

12. c

13. d

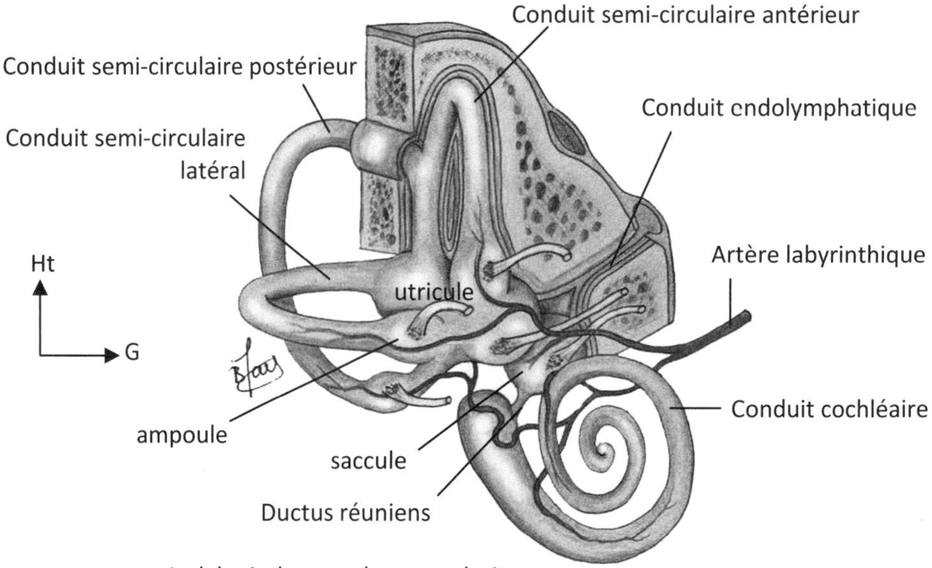

Le labyrinthe membraneux droit

14. b
L'œil provient d'une expansion bilatérale de la vésicule cérébrale antérieure primitive ; chaque expansion donne une vésicule optique (qui évolue en pédoncule optique pour donner le nerf optique et en cupule optique pour donner rétine, iris et corps ciliaire) au contact de laquelle l'épiblaste se transforme en placode optique pour donner le cristallin ; le mésenchyme entourant le bulbe oculaire primitif se différencie ensuite en choroïde, sclère et cornée.
Le colobome iridien est la persistance de la fente colobomique au niveau de l'iris.
Le canal hyaloïde est le vestige de l'artère hyaloïdienne au niveau du corps vitré.

15. a
Seule la rétine optique est visuelle ; les parties iridienne et ciliaire de la rétine ne possèdent pas de récepteurs photosensibles.

16. e
La membrane tympanique a 3 origines embryologiques différentes : la lame épiblastique du fond du conduit auditif externe, le revêtement endoblastique de la caisse du tympan et le mésenchyme pris entre ces 2 structures.
La membrane tympanique est sous-tendue par les reliefs du malléus et se tend sous l'action du muscle tenseur du tympan (antagoniste du muscle du stapès).

17. b
Les voies de l'audition (voies cochléaires) intéressent la chaine ossiculaire et la cochlée, elles empruntent le contingent cochléaire du nerf vestibulo-cochléaire (noyaux cochléaires, colliculus inférieur, corps géniculé médial) pour rejoindre le cortex auditivo-sensitif après décussation (elles constituent les radiations auditives dans le lobe temporal).
Les voies de l'équilibration (voies vestibulaires) intéressent l'utricule, le saccule et les conduits semi-circulaires, elles empruntent le contingent vestibulaire du nerf vestibulo-cochléaire jusqu'aux noyaux vestibulaires ; de là, la voie inconsciente rejoint le cortex homolatéral du vestibulo-cérébellum et la voie consciente monte dans le faisceau longitudinal médial (qui la relie aux noyaux moteurs de l'œil) pour rejoindre le thalamus et le cortex cérébral concerné (une autre partie descend dans la moelle spinale, c'est le tractus vestibulo-spinal.

18. b
La langue dérive de la partie ventrale des 4 premiers arcs branchiaux et le 1er donne les 2/3 antérieurs (corps).
Les voies gustatives (innervation sensorielle, étroitement liées aux voies olfactives) empruntent les nerfs intermédiaire (VIIbis), glosso-pharyngien et vague.
L'innervation sensitive est assurée par le nerf lingual donc le nerf mandibulaire branche du nerf trijumeau.

19. e

C'est au niveau de l'épithélium olfactif, recouvert de mucus, que sont captées les molécules volatiles ; l'influx neurosensoriel suit les filets nerveux traversant la lame criblée de l'ethmoïde (dont la fracture peut provoquer une perte de l'odorat) pour atteindre le bulbe olfactif, puis le tractus olfactif jusqu'aux stries olfactives (latérale pour l'aire entorhinale, intermédiaire pour la substance perforée et médiale pour l'aire subcalleuse et le gyrus paraterminal).

Les aires olfactives communiquent entre elles par la bandelette ou strie diagonale qui les connecte au système limbique (centre des émotions et du comportement).

20. c

Chapitre V : téguments et organes de recouvrement

De la question 1 à la question 3 : donner la ou les réponses justes.

1. À propos de la peau, on peut dire que :

a. L'épiderme et le derme proviennent de l'épiblaste.
b. Le derme facial provient du 1er arc branchial.
c. Les muscles peauciers de la face proviennent du mésenchyme du 2e arc.
d. La glande mammaire provient de la crête mammaire tendue de la région axillaire à la région inguinale.
e. Des glandes mammaires surnuméraires peuvent s'observer sur la face antérieure du cou (+).

2. À propos de la surface de la peau on peut appliquer la règle des 9 de Wallace qui veut que chez un adulte :.

a. Le membre supérieur représente 18 % de la surface.
b. Le membre inférieur représente 27 % de la surface.
c. L'ensemble du tronc représente 36 % de la surface.
d. La tête et le cou représentent 18 % de la surface.
e. Les organes génitaux et le périnée représentent 9 % de la surface.

3. À propos des annexes de la peau, on peut dire que :

a. La glande mammaire est une glande exocrine tubulo-alvéolaire composée.
b. La partie profonde des glandes sudoripares est dans le derme.
c. L'enkystement du sébum et son infection sont responsables de l'acné.
d. Le follicule pilo-sébacé est l'association du poil et de la glande sébacée.
e. Les poils pubiens sont de section polygonale facilitant l'adhésion de certains parasites.

De la question 4 à la question 5 : relations de cause à effet.

4. **L'invasion par un processus néoplasique du fascia superficiel de la peau est responsable de l'aspect en peau d'orange**
parce que les ligaments de la peau sont tendus entre le derme et le fascia superficiel et se rétractent lors des envahissements néoplasiques.

5. La toile sous-cutanée de la plante du pied présente une structure en nid d'abeille enfermant des logettes graisseuses
parce que les muscles de la plante du pied présentent des expansions tendineuses qui s'insèrent sur la peau de la plante du pied.

Question 6 : donner la réponse fausse

6. À propos de l'innervation cutanée, on peut dire que :

a. On appelle dermatome le territoire cutané d'un nerf spinal.
b. La section d'un nerf spinal entraîne une anesthésie complète dans le dermatome correspondant.
c. On appelle territoire cutané tronculaire le territoire cutané innervé par un tronc nerveux.
d. Les dermatomes ont une disposition horizontale au niveau du tronc.
e. L'innervation sympathique est responsable de la vasomotricité, de la sudation et de l'horripilation.

De la question 7 à la question 15 : donner la ou les réponses justes.

7. À propos de la peau, on peut dire que :

a. La peau de la plante du pied est très fine.
b. La peau des organes génitaux est fine.
c. Les sillons qui marquent la peau du visage sont perpendiculaires aux fibres musculaires des muscles du SMAS (muscles peauciers).
d. Les dermatoglyphes sont identiques pour les membres d'une même famille.
e. Les régions palmaires et plantaires sont très pigmentées.

8. À propos de l'organisation de la peau, on peut dire que :

a. Le stratum cornéum est la couche la plus profonde de l'épiderme.
b. On ne trouve qu'un seul pigment responsable de la coloration des téguments : la mélanine.
c. En profondeur, le derme contient peu de cellules et beaucoup de fibres de collagène ainsi que des fibres élastiques.
d. Une peau épaisse se caractérise par l'épaisseur du stratum cornéum et l'importance des ondulations du stratum germinativum.
e. La peau des téguments communs se caractérise, en proportion, par une faible épaisseur du stratum cornéum et une forte épaisseur du derme (+).

9. À propos de la glande mammaire, on peut dire que :

a. Le tissu glandulaire de la glande mammaire se développe chez la femme enceinte.

b. La glande mammaire est une glande exocrine et endocrine.
c. À l'intérieur de chaque lobule de la glande mammaire se trouve un sinus lactifère.
d. La glande mammaire est située dans la toile sous-cutanée de la peau du sein.
e. La glande mammaire est située sous le fascia profond du thorax.

10. À propos des annexes cutanées, on peut dire que :

a. Le gland du clitoris est très riche en glandes sudoripares.
b. Les glandes sudoripares apocrines s'ouvrent dans la gaine d'un poil.
c. Les glandes sébacées se situent dans le derme.
d. L'acné est l'infection causée par le propriones acnes et touchant les glandes sudoripares.
e. Le cortex est la couche la plus externe du poil (+).

11. À propos des phanères, on peut dire que :

a. Les phanères regroupent les poils et les ongles.
b. Le furoncle résulte de l'infection d'un follicule pilo-sébacé.
c. La lunule de l'ongle est la zone également appelée bord libre.
d. Le vallum est la partie proximale de l'ongle.
e. L'ongle présente 2 couches : le stratum cornéum et le stratum germinativum (qui se continue avec le stratum basal de l'épiderme adjacent) (+).

12. À propos de la toile sous-cutanée, on peut dire que :

a. Le fascia superficiel sépare l'épiderme du derme.
b. Le panicule adipeux est séparé du tissu sous-cutané graisseux par le fascia superficiel.
c. Une inflammation du fascia superficiel est responsable de l'aspect en peau d'orange de la peau.
d. Le tissu sous-cutané graisseux constitue la graisse de réserve de l'organisme.
e. La paume de la main possède un fascia superficiel très épais (+).

13. À propos de la vascularisation et de l'innervation de la peau, on peut dire que :

a. La peau présente une seule source artérielle.
b. L'intérieur de l'épiderme est riche en vaisseaux artériels.
c. Un lambeau cutané chirurgical emportant peau et toile sous-cutanée sera fiable s'il est pédiculisé sur une artère cutanée.
d. Les récepteurs de la douleur et du tact se trouvent en profondeur dans la toile sous-cutanée.
e. L'épiderme contient des corpuscules thermosensibles (+).

14. **À propos de l'anatomie fonctionnelle de la peau, on peut dire que :**

a. Le pH de la peau (5,2) est favorable à la pullulation microbienne.
b. Les lignes de tension de la peau sont parallèles aux rides d'expression et aux plis cutanés.
c. La sudation ne permet pas d'éliminer les substances chimiques.
d. L'ichtyose est une absence de glandes sébacées.
e. La répartition graisseuse définit les types trochoïde et gynécoïde.

15. **À propos des greffes et des brûlures de la peau, on peut dire que :**

a. Une greffe dite mince passe par le stratum papillaire.
b. Une greffe totale comprend la partie superficielle de la toile sous-cutanée.
c. L'érythème solaire est une brûlure épidermique ou du 1er degré.
d. La brûlure du 3e degré exclue tout processus local d'épidermisation.
e. La brûlure du 2e degré atteint la partie superficielle de la toile sous-cutanée (+).

De la question 16 à la question 20 : interprétation de schémas.

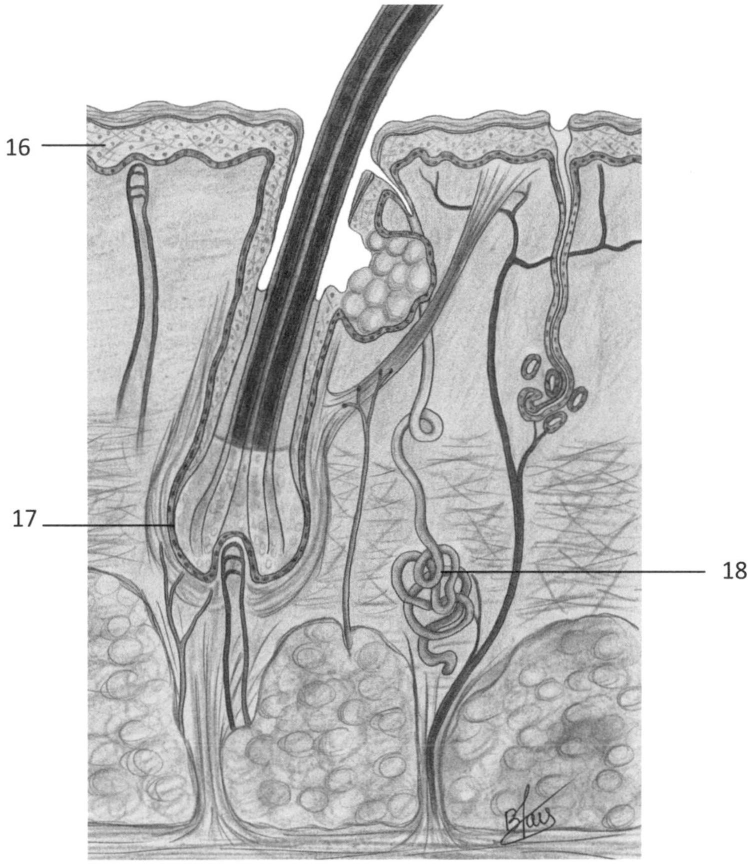

16. Coupe de la peau et de ses annexes

a. Stratum cornéum.
b. Stratum spinosum.
c. Papille dermique.
d. Couche de mélanocytes.
e. Stratum germinativum (+).

17. Coupe de la peau et de ses annexes

a. Gaine épithéliale externe.
b. Cuticule.
c. Gaine épithéliale interne.
d. Cortex.
e. Papille dermique (+).

18. Coupe de la peau et de ses annexes

a. Glande sébacée.
b. Glande sudoripare eccrine.
c. Glande sudoripare apocrine.
d. Bulbe pileux en formation.
e. Médulla.

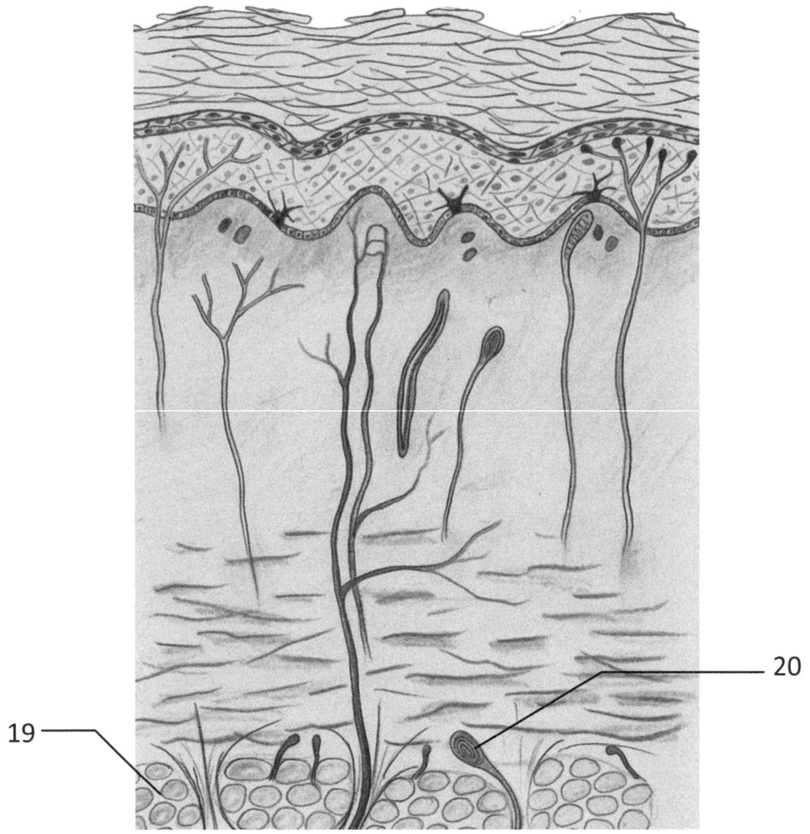

19. Coupe de la peau et de ses terminaisons nerveuses

a. Tissu musculaire sous-cutané.
b. Panicule adipeux.
c. Fascia profond.
d. Ligament de la peau.
e. Derme réticulaire.

20. Coupe de la peau et de ses terminaisons nerveuses

a. Corpuscule nerveux sensible aux pressions légères.
b. Corpuscule nerveux sensible aux fortes pressions.
c. Corpuscule de la douleur.
d. Corpuscule épidermique.
e. Corpuscule photosensible (+).

Réponses

1. b, c, d
L'épiderme et les annexes cutanées dérivent de l'épiblaste (couche unique de cellules qui recouvre initialement l'embryon, ectoderme), le derme et la toile sous-cutanée proviennent du mésoderme.
Le derme facial est issu du mésenchyme du 1er arc branchial et les muscles peauciers de la face proviennent du mésenchyme du 2e arc branchial.
La glande mammaire dérive d'une épaisse bande d'ectoderme épidermique, la crête mammaire ou ligne de lait tendue de la région axillaire à la région inguinale.

2. c
Sur un sujet adulte, la peau a une superficie d'environ 1,5 à 2 m^2 ; la règle des 9 de Wallace permet l'estimation de la surface d'une partie de l'organisme, ainsi retient-on pour un adulte :
membre supérieur 9 % - tête et cou 9 % - membre inférieur 18 % - hémitronc 18 %.

3. a, b, c, d, e

4. a
Ceci est fréquent dans les cancers du sein ; le même phénomène est observé dans les infections.

5. c
La structure en nid d'abeille de la toile sous-cutané de la plante du pied a une fonction d'amortissement.

6. b
La section d'un nerf spinal n'entraîne qu'une hypoesthésie car les dermatomes se chevauchent toujours entre eux.

7. b, c
Dans le cas de contraintes importantes, au niveau des régions crâniales, palmaires et plantaires la peau est plus épaisse.
Les dermatoglyphes sont spécifiques à chaque individu, ainsi même les jumeaux homozygotes présentent des différences au niveau des crêtes palmaires et plantaires.

8. c, d, e
L'épiderme présente de la superficie vers la profondeur : le stratum cornéum ou couche cornée, le stratum granulosum, le stratum spinosum et le stratum germinativum ou couche basale.
Le stratum germinativum, qui assure le renouvellement cutané, contient également des mélanocytes, responsables de la pigmentation de la peau ; on compte 5 pigments colorant les téguments, la mélanine, le pigment mélanoïde, les carotènes, la rhodokératine et l'hémoglobine (réduite et oxydée).

9. a, d
La glande mammaire est une glande exocrine tubulo-alvéolaire comprenant 15 à 20 lobes divisés en lobules drainés par un conduit lactifère (canal galactophore) ; les conduits lactifères convergent vers l'apex du mamelon en présentant chacun une dilatation terminale, le sinus lactifère.

10. b
La peau de la conque de l'oreille, des mamelons, des glands pénien et clitoridien ainsi que des petites lèvres ne contient pas de glandes sudoripares.
Les glandes sudoripares (qui sécrètent la sueur) peuvent être eccrines (s'ouvrant à la superficie de la peau par un pore) ou apocrines (s'ouvrant au niveau de la gaine d'un poil).
L'inflammation des glandes sudoripares est l'hidrosadénite.
Les glandes sébacées se situent dans l'épiderme et s'abouchent dans la gaine d'un poil, elles ont un rôle lubrificateur ; l'enkystement du sébum et l'infection par le Propiones acnes sont responsables de l'acné.
Les poils (qui avec les ongles constituent les phanères) sont constitués d'une partie libre visible ou tige et d'une partie cachée, la racine qui commence au niveau du bulbe.
Le poil présente à la coupe, du centre vers la périphérie, la médulla (dans les poils épais), le cortex (donnant au poil sa couleur) et la cuticule (écailles cornées).

11. a, b, e
L'ongle est une lame cornée de kératine, il présente un corps, visible et une racine, cachée ; la lunule est une zone blanchâtre située près de la racine et témoin de la présence de la matrice.
L'ongle est maintenu par l'hyponichium au niveau du bord libre, l'éponychium au niveau de la lunule et les vallums au niveau des bords latéraux.

12. b, c, d
La toile sous-cutanée (hypoderme) comprend de la superficie vers la profondeur, le panicule adipeux (qui contient la graisse métabolique, c'est-à-dire la masse graisseuse de l'organisme), le fascia superficiel (qui est inexistant au niveau de la paume de la main et de la plante du pied) et le tissu sous-cutané graisseux.

13. c
La peau présente 3 sources artérielles anastomosées entre elles : les artères des septums intermusculaires, les artères perforantes des muscles et les artères cutanées issues des artères régionales.
L'épiderme ne présente pas de vascularisation.
La peau comprend les terminaisons nerveuses suivantes, de la superficie vers la profondeur : les corpuscules de la douleur et du tact léger pour l'épiderme, les corpuscules tactiles capsulés, les terminaisons nerveuses libres et les corpuscules capsulés thermosensibles pour le derme, les corpuscules sensibles aux pressions pour la toile sous-cutanée.

14. a, b
La sueur entraîne une élimination importante.
L'ichtyose est une absence congénitale de glandes sudoripares, elle entraîne une mauvaise tolérance à la chaleur.
Le type trochoïde n'existe pas.
Les brûlures profondes atteignent la toile sous-cutanée.

15. a, b, c, d

16. b

17. a

18. c

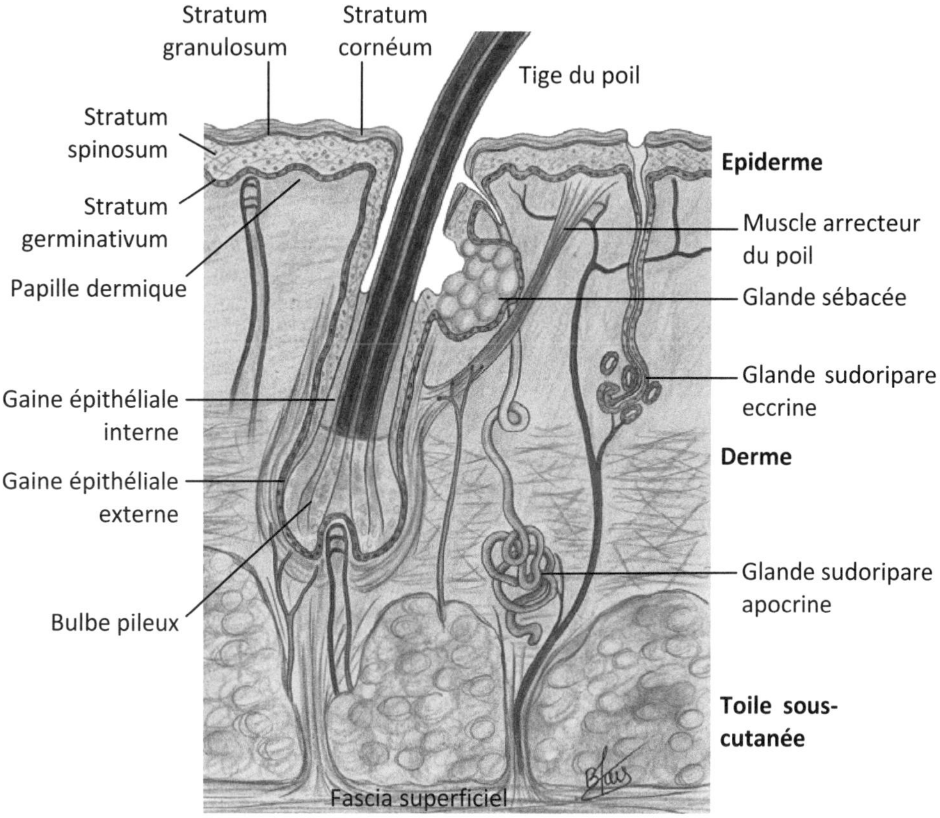

19. b

20. b

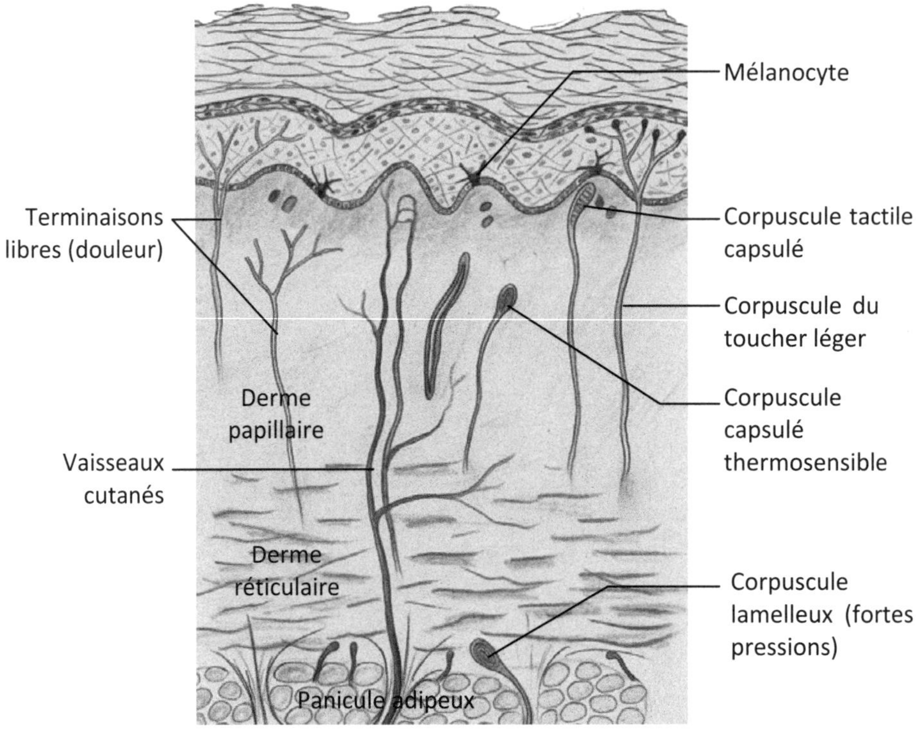

Coupe de la peau et de ses récepteurs nerveux

Chapitre VI : rachis et parois du tronc

De la question 1 à la question 6 : donner la réponse fausse.

1. À propos des vertèbres, on peut dire que :

a. Les pédicules rattachent l'arc neural au corps vertébral.
b. La vertèbre cervicale type comprend 4 processus articulaire.
c. Les processus transverses sont rattachés au corps vertébral.
d. Le processus épineux est rattaché à l'arc neural.
e. Le corps vertébral et l'arc neural circonscrivent le foramen vertébral.

2. À propos des vertèbres cervicales, on peut dire que :

a. Le corps de C5 est quadrangulaire et surmonté latéralement par les uncus.
b. Le processus transverse est perforé par un foramen.
c. L'atlas n'a pas de corps vertébral.
d. L'axis présente un corps vertébral surmonté par le processus odontoïde.
e. Le foramen vertébral de C5 est circulaire.

3. À propos du sacrum, on peut dire que :

a. Il est formé par la fusion des 5 vertèbres sacrales.
b. Des lignes transverses horizontales visibles sur la face antérieure sont les vestiges de la fusion des vertèbres sacrales.
c. Il est concave en avant.
d. Il présente une crête sacrale médiane.
e. Le canal sacral s'arrête en S3.

4. À propos des articulations intercorporéales des vertèbres, on peut dire que :

a. Ce sont des articulations cartilagineuses.
b. Le disque intervertébral est un fibrocartilage.
c. Le ligament longitudinal postérieur est interrompu au niveau des disques.
d. Au centre du disque se trouve le nucleus pulposus.
e. À la périphérie du disque se trouve l'annulus fibrosus.

5. À propos des articulations du rachis et de la cage thoracique, on peut dire que :

a. L'articulation sacro-iliaque est une articulation synoviale.

b. L'articulation entre le processus odontoïde et l'arc antérieur de C1 est une articulation trochoïde.
c. La 5e côte s'articule avec la 5e et la 6e vertèbre thoracique.
d. La tubérosité de la côte s'articule avec le processus transverse de la vertèbre correspondante.
e. La 5e côte est prolongée par une pièce cartilagineuse jusqu'au sternum.

6. Les points faibles des parois du tronc sont :

a. Le canal inguinal.
b. La grande incisure ischiatique.
c. Le trigone lombal.
d. Le hiatus uro-génital chez la femme.
e. L'anneau fémoral.

De la question 7 à la question 12 : interprétation de schémas.

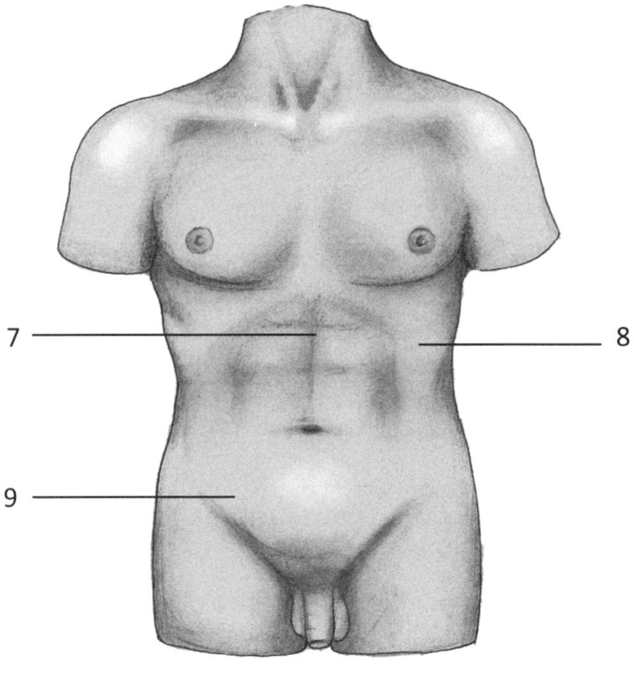

7. 8. et 9. : anatomie de surface du tronc (vue antérieure), choisir les bonnes propositions dans la liste qui suit :

a. Épigastre.
b. Hypochondre.
c. Flanc.
d. Région inguinale.
e. hypogastre.

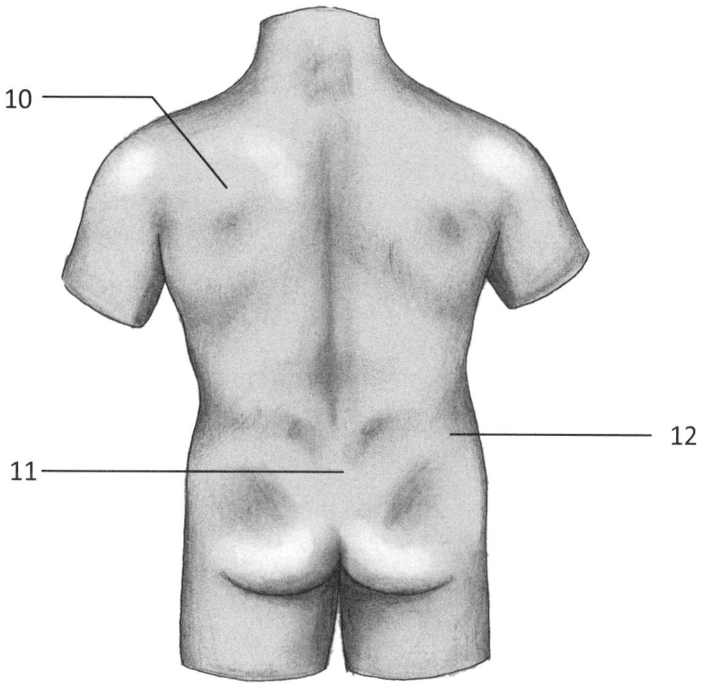

10. 11. et 12. : anatomie de surface du tronc (vue postérieure), choisir les bonnes propositions dans la liste qui suit :

a. Région scapulaire.
b. Crête iliaque.
c. Losange lombo-sacral.
d. Région infra-claviculaire.
e. Creux axillaire.

De la question 13 à la question 14 : relations de cause à effet.

13. La notion de caisson abdominal permet de comprendre pourquoi la manœuvre de Valsalva augmente la pression sur les corps vertébraux lombaux
parce l'augmentation de la pression intra-abdominale se traduit toujours par une augmentation de pression sur le rachis.

14. On recommande au sujet lombalgique la position assise prolongée
parce qu'en position assise la pression sur les disques intervertébraux lombaux est plus faible qu'en position debout.

De la question 15 à la question 20 : donner la réponse juste.

15. À propos des phénomènes pathologiques pouvant toucher le rachis, on peut dire que :

a. Un ostéphyte est la fracture de l'isthme vertébral.
b. Un ostéophyte peut entraîner une compression spinale.
c. Le spondylolisthésis est le glissement vers l'arrière de la 5e vertèbre lombale.
d. Le mur vertébral postérieur des vertèbres lombales a une résistance inférieure à la partie antérieure du corps de ces vertèbres.
e. La spondylolyse est l'affaissement du mur vertébral postérieur (+).

16. À propos de la paroi antéro-latérale du tronc, on peut dire que :

a. Le muscle transverse du thorax unit la face postérieure de la clavicule à la face postérieure du manubrium.
b. L'artère thoracique interne est une branche collatérale de l'aorte thoracique.
c. Les muscles transverse, et obliques de l'abdomen fusionnent à l'avant en donnant la ligne blanche.
d. La faux inguinale ou tendon conjoint constitue la paroi antérieure du canal inguinal.
e. En s'arrêtant aux 2/3 de la face postérieure du muscle droit de l'abdomen, la gaine rectusienne forme la ligne arquée de l'abdomen (+).

17. À propos de la paroi antéro-latérale de l'abdomen, on peut dire que :

a. Le ligament ombilical médian relie l'ombilic au foie.
b. Le ligament falciforme constitue la paroi postérieure du canal inguinal.
c. Le nerf fémoral traverse la lacune vasculaire avec les vaisseaux fémoraux.
d. La paroi postérieure du canal inguinale est un point faible de la paroi antérieure de l'abdomen.
e. La vessie est reliée à l'ombilic par le ligament rond (+).

18. À propos de la paroi postérieure du tronc, on peut dire que :

a. Les muscles érecteurs du rachis s'arrêtent en L2.
b. Le muscle grand dorsal s'insère sur le fascia thoraco-lombal.
c. Le trigone lombo-costal est l'endroit de passage des nerfs splanchniques thoraciques.
d. Le muscle grand psoas n'a aucune action sur la statique rachidienne.
e. Le muscle carré des lombes est traversé par le trigone lombo-costal (+).

19. À propos du diaphragme pelvien et du périnée, on peut dire que :

a. Le diaphragme pelvien est formé par les muscles élévateur de l'anus et coccygien.
b. Le muscle piriforme constitue la partie latérale du muscle élévateur de l'anus.
c. Le hiatus uro-génital est un point faible du périnée masculin.
d. Le foramen infrapiriforme est l'endroit de passage du pédicule glutéal supérieur.
e. Le centre tendineux du périnée relie le coccyx au sphincter anal.

20. À propos des points faibles des parois du tronc, on peut dire que :

a. Chez la femme le hiatus uro-génital est un point de faiblesse responsable des prolapsus rectaux.
b. La ligne de Malgaigne est tendue de l'épine iliaque antéro-supérieure au milieu de la droite joignant le pubis et l'ombilic.
c. Une hernie inguinale s'insinue dans le scrotum chez l'homme.
d. L'anneau fémoral est le siège de hernies seulement chez l'homme.
e. Une hernie inguinale s'insinue dans la partie supérieure du trigone fémoral (+).

De la question 21 à la question 25 : interprétation de schémas.

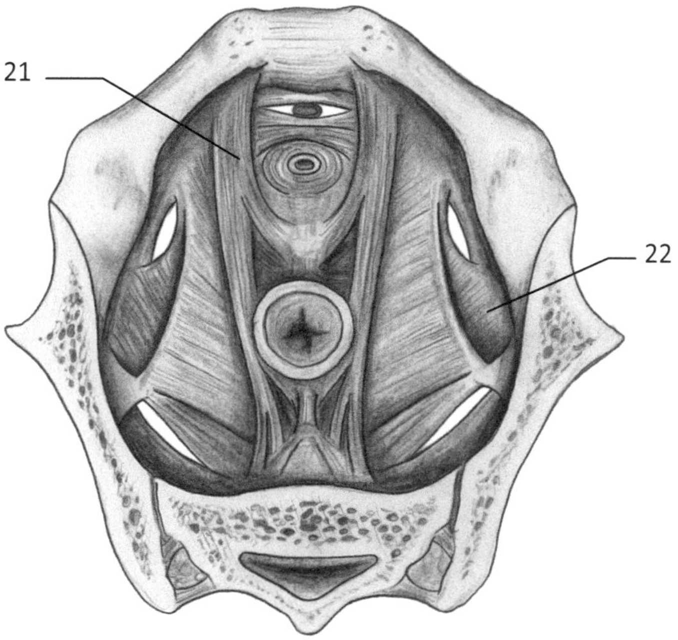

21. Vue supérieure du diaphragme pelvien chez l'homme

a. Muscle coccygien.
b. Muscle pubo-coccygien.
c. Muscle obturateur interne.

d. Muscle ilio-coccygien.
e. Muscle piriforme (+).

22. Vue supérieure du diaphragme pelvien chez l'homme

a. Muscle coccygien.
b. Muscle obturateur interne.
c. Muscle obturateur externe.
d. Muscle iliaque.
e. Muscle piriforme (+).

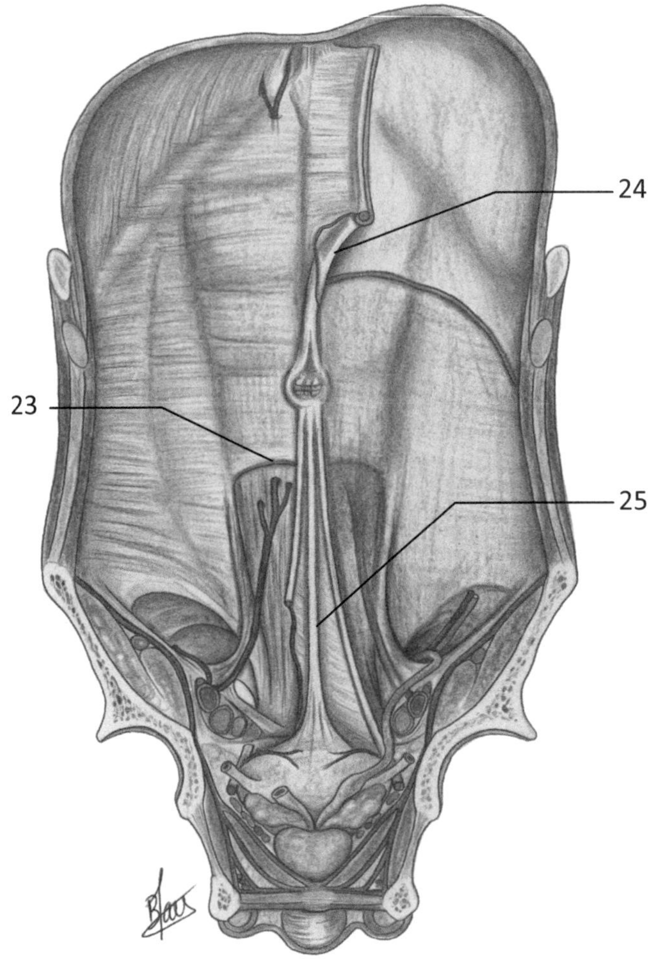

23. Vue postérieure de la paroi antéro-latérale de l'abdomen chez l'homme

a. Faux inguinale.
b. Ligament falciforme.
c. Ligne semi-lunaire.
d. Ligne arquée.
e. Ligament rond (+).

24. Vue postérieure de la paroi antéro-latérale de l'abdomen chez l'homme

a. Ligament falciforme.
b. Ligament rond.
c. Ligament ombilical médian.
d. Ligament inguinal.
e. Ligament interfovéolaire (+).

25. Vue postérieure de la paroi antéro-latérale de l'abdomen chez l'homme

a. Ligament ombilical médian.
b. Ligament arqué.
c. Ligament ombilical médial.
d. Ligament rond.
e. Faux inguinal (+).

Réponses

1. c

Les processus transverses sont fixés sur l'arc neural (vertèbres thoraciques et lombaire) ou sur l'arc neural et le corps vertébral (vertèbres cervicales).

2. e

Le foramen vertébral a une forme triangulaire pour les vertèbres cervicales, plutôt circulaire pour les vertèbres thoraciques et triangulaire pour les vertèbres lombales.

3. e

Le canal sacral se termine en S4 par le hiatus sacral.

4. c

Les ligaments longitudinaux antérieur et postérieur renforcent la cohésion rachidienne en se fixant sur les disques intervertébraux.

5. c

La tête de la 5e côte s'articule avec les corps des 4e et 5e vertèbres thoraciques, le tubercule de la côte avec le processus transverse de la 5e vertèbre thoracique.

6. b

La grande incisure ischiatique n'est pas un point faible, elle permet la communication entre le pelvis et la partie postérieure du membre inférieur (ex. pour le passage du nerf ischiatique ou encore du muscle piriforme).

7. a

8. b

9. d

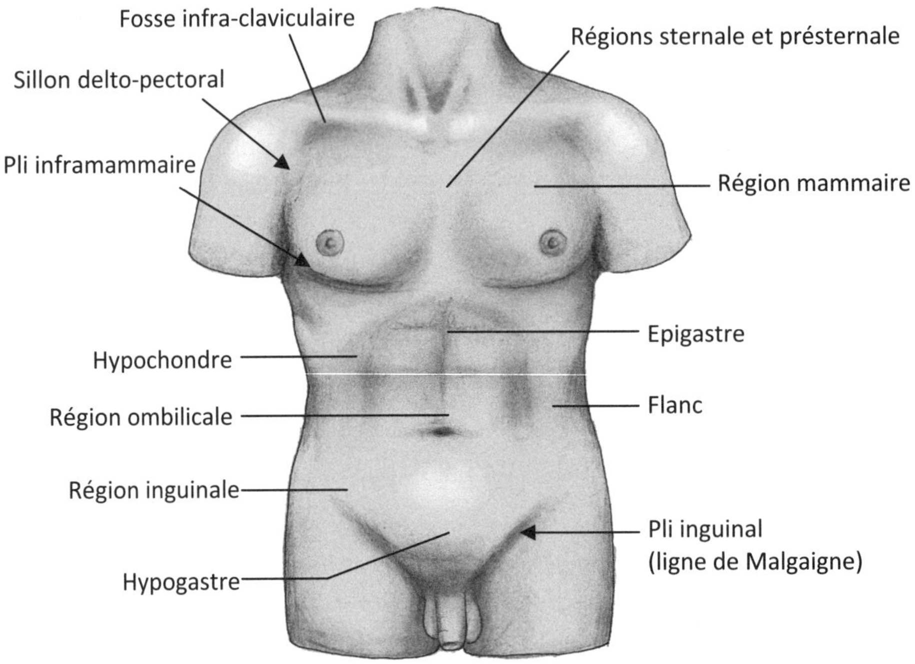

Anatomie de surface du tronc (vue antérieure)

10. a

11. c

12. b

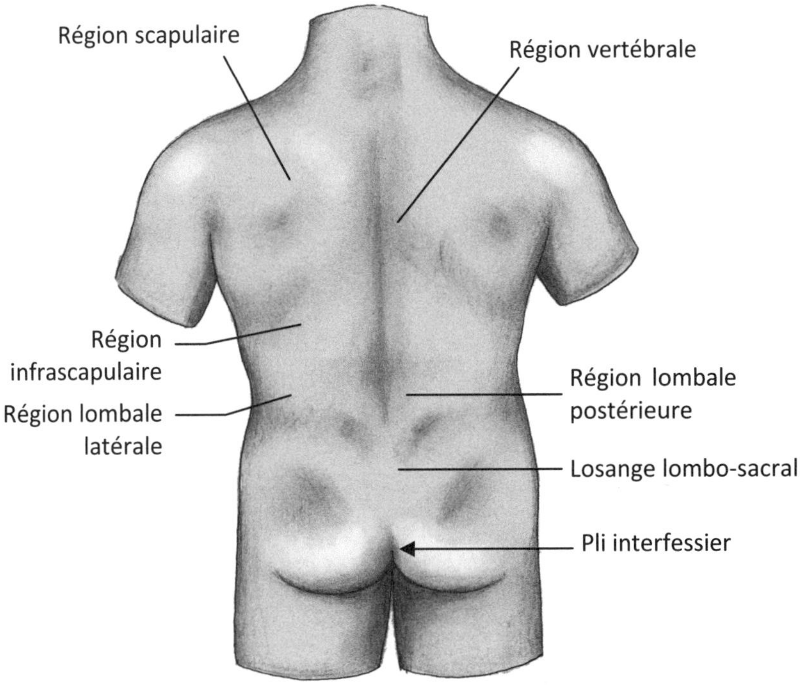

Anatomie de surface du tronc (vue postérieure)

13. e

La manœuvre de Valsalva met en pression positive les viscères abdominaux qui absorbent une partie des contraintes verticales passant par le rachis lombal (diminution de la pression sur les corps vertébraux).
La pression positive du caisson abdominal permet d'absorber des charges importantes.

14. e

La pression qui s'exerce sur les vertèbres lombales est plus importante en position assise qu'en position debout et qu'en position allongée.

15. b

Le foramen vertébral peut être rétréci par un phénomène pathologique comme un ostéophyte entrainant des névralgies par compression d'un nerf spinal.
Les phénomènes arthrosiques peuvent entraîner la soudure de 2 corps vertébraux entre eux, c'est un bloc vertébral.
Le mur vertébral postérieur est la partie la plus solide du corps vertébral, les tassements touchent la partie antérieure où se situe le triangle de faiblesse.
Le déplacement antérieur de L5, le spondylolisthésis, est dû à la fracture bilatérale de l'isthme vertébral, la spondylolise bilatérale.

16. e

Les fascias des muscles transverse et obliques (interne et externe) de l'abdomen fusionnent en avant pour former la ligne semi-lunaire puis la lame fibreuse ainsi constituée vient constituer la gaine rectusienne autour du muscle droit de l'abdomen puis la ligne blanche en rejoignant son homologue contro-latérale.
La gaine restusienne n'enveloppe pas le 1/3 inféro-postérieur du muscle droit de l'abdomen, elle s'arrête en formant la ligne arquée de l'abdomen.

17. d

À la face postérieure de la paroi antérieure de l'abdomen, le tubercule ombilical est relié au foie par le ligament rond et à la vessie par le ligament ombilical médian.
La partie inférieure des muscles transverse et oblique interne forme la faux inguinale ou tendon conjoint qui constitue la paroi postérieure du canal inguinal.

18. b

Le trigone lombo-costal est un point faible de la paroi postérieure du tronc représenté par une déhiscence importante du diaphragme thoraco-abdominal au-dessus du ligament arqué latéral ; le quadrilatère et le trigone lombaux sont également des points faibles de la partie postérieure du tronc.
Le muscle grand psoas, situé à la face antérieure de la paroi postérieure du tronc agit, par ses insertions rachidiennes et fémorale, sur la statique rachidienne ainsi que le verrouillage du membre inférieur.

19. a

Le hiatus uro-génital est un point faible du diaphragme pelvien de la femme responsable des prolapsus vésico-utérins.

Le foramen infrapiriforme est l'endroit de passage du pédicule glutéal inférieur ainsi que du nerf ischiatique (sciatique).

20. c

La ligne de Malgaine joint l'épine iliaque antéro-supérieur à l'épine du pubis, elle se superpose au ligament inguinal.

Chez l'homme comme chez la femme, l'anneau fémoral (lacune vasculaire) peut être le siège d'une hernie.

Chez l'homme, le canal inguinal peut être le siège de hernie qui s'insinue dans le scrotum.

21. b

22. b

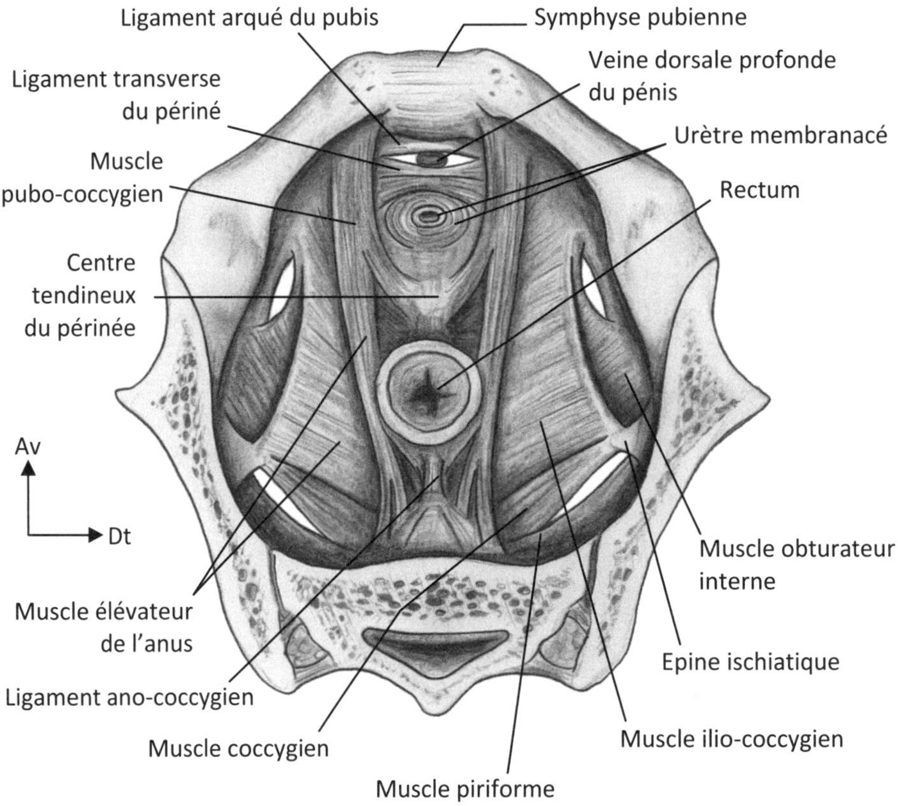

Vue supérieure du diaphragme pelvien chez l'homme

23. d

24. b

25. a

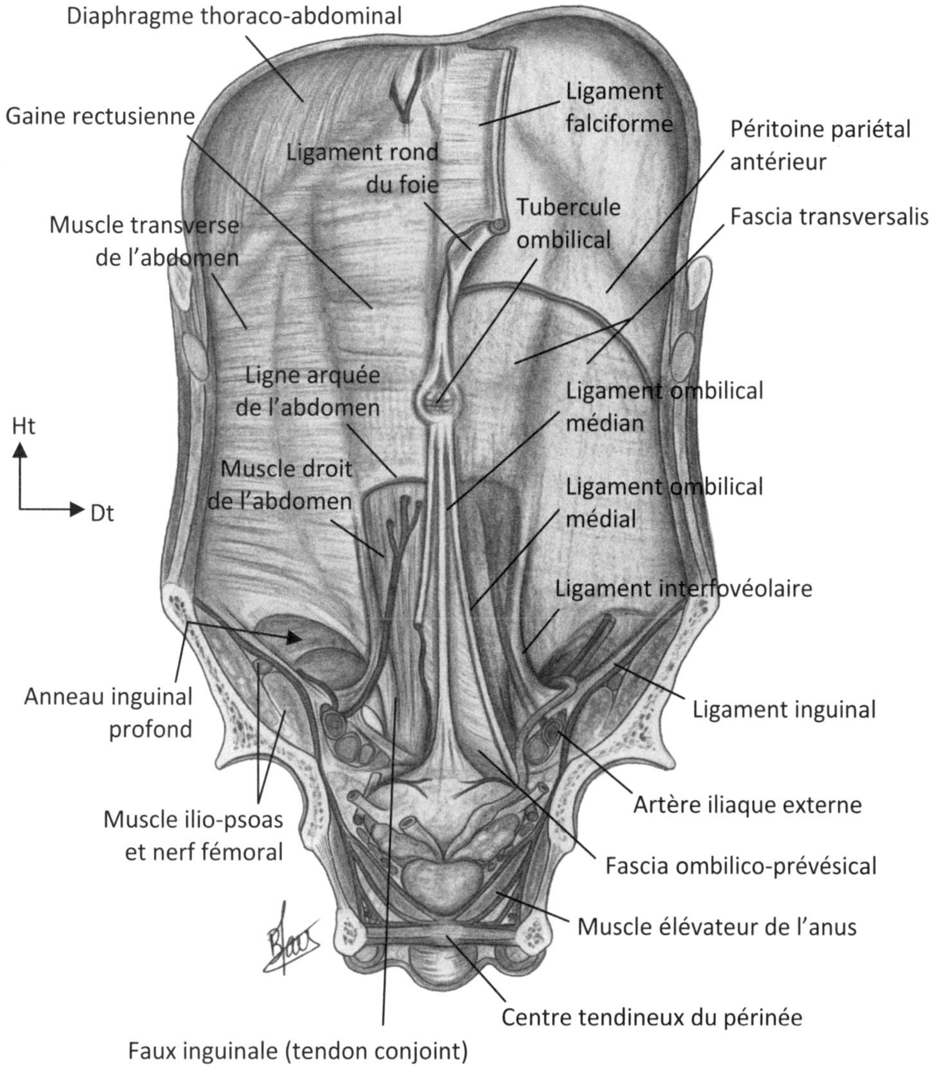

Vue postérieure de la paroi antéro-latérale de l'abdomen chez l'homme

Chapitre VII : appareil cardio-vasculaire

▶ **De la question 1 à la question 14 : questions à choix multiples, donner la réponse qui contient toutes les propositions justes.**

1. À propos de l'appareil vasculaire, on peut dire que :

1. La lymphe se déverse dans le système cave supérieur.
2. Le conduit thoracique draine la lymphe des ¾ de l'organisme.
3. Les chylifères transportent le chyle qui est la lymphe des viscères abdominaux.
4. Les vaisseaux lymphatiques ne sont pas valvulés.
5. Les lymphonoeuds sont des amas lymphoïdes situés sur le trajet des vaisseaux lymphatiques.

A. 1-2-3 B. 1-2-3-4 C. 1-2-3-4-5 D. 1-2-3-5 E. 1-2-5

2. À propos de l'organogénèse de l'appareil cardio-vasculaire, on peut dire que :

1. Les amas cellulaires angioformateurs sont d'origine mésenchymateuse.
2. Le tube cardiaque primitif est constitué dans le sens crânio-caudal par l'atrium primitif, le ventricule primitif, le bulbe cardiaque primitif et le sinus veineux primitif.
3. Le tube cardiaque primitif subit une plicature en S pour devenir le cœur sigmoïde primitif.
4. Le septum primum et le septum secundum cloisonnent le ventricule primitif.
5. La fosse ovale est le reliquat du foramen ovale au niveau de la cloison interventriculaire

A. 1-2-3-4-5 B. 1-2-3 C. 1-2-3-4 D. 1–3 E. 2-3-4-5

3. À propos de l'organogénèse du cœur, on peut dire que :

1. Le cloisonnement du bulbe cardiaque par le septum spiral donne l'aorte et l'artère pulmonaire.
2. Le septum atrio-ventriculaire se trouve entre l'atrium droit et le ventricule gauche.
3. La tétralogie de Fallot a pour origine un défaut de fermeture du septum interatrial.
4. La tétralogie de Fallot associe sténose pulmonaire, dextroposition de l'aorte, communication interventriculaire et hypertrophie du ventricule droit.

5. La tétralogie de Fallot associe sténose aortique, communication interatriale, hypertrophie du ventricule gauche et lévoposition de l'artère pulmonaire (+)

A. 1–2–3–4 B. 1–2–3 C. 1–2–4 D. 1–2–3–5 E. 1–2–5

4. À propos de l'organogénèse du système artériel, on peut dire que :

1. Le 1er arc aortique donne l'artère maxillaire.
2. Le 3e arc aortique donne l'artère carotide commune.
3. Le 5e arc aortique donne la crosse de l'aorte.
4. Le 6e arc aortique est l'arc pulmonaire.
5. Le 4e arc aortique est inexistant chez l'homme (+)

A. 1-2-3 B. 1-2-3-4 C. 1-2-4-5 D. 3-4-5 E. 1-2-4

5. À propos de la circulation fœtale, on peut dire que :

1. La veine ombilicale amène le sang oxygéné au fœtus.
2. Dans l'atrium droit, le sang est canalisé vers l'atrium gauche.
3. Le sang oxygéné est mélangé au sang artériel pulmonaire par le canal artériel.
4. Le sang réduit retourne au cœur gauche par le canal atrio-ventriculaire.
5. À la naissance, le début de la respiration entraîne une augmentation de la pression pulmonaire.

A. 1-2-3-5 B. 1-2-3 C. 3-4-5 D. 1-2-3-4 E. 1-2-3-4-5

6. À propos du cœur, on peut dire que :

1. La valve tricuspide se trouve entre l'atrium droit et le ventricule droit.
2. La valve mitrale se trouve entre l'atrium gauche et le ventricule gauche.
3. Les valvules semi-lunaires sont amarrées à l'endocarde par des cordages.
4. Lors de la contraction du ventricule gauche le sang aortique perfuse les artères coronaires.
5. Les muscles papillaires sont nombreux au niveau des atriums.

A. 1-2-3-4-5 B. 1-2-3-4 C. 1-2-3 D. 1-2 E. 3-4-5

7. À propos de la structure du cœur, on peut dire que :

1. Le myocarde est un muscle strié squelettique.
2. Le squelette fibreux du cœur est constitué par les anneaux fibreux des orifices atrio-ventriculaires et ventriculo-artériels.
3. Le squelette fibreux du cœur est formé par l'adossement de 4 trigones fibreux.

4. Les ventricules peuvent être comparés à 2 sacs musculaires formés de fibres propres à chaque ventricule inclus dans un 3e sac qui est le péricarde pariétal.
5. Le myocarde est soulevé par des muscles papillaires (ou piliers) et des trabécules musculaires au niveau des ventricules.

A. 1-2 B. 2-3 C. 1-2-5 D. 1-2-3-4-5 E. 2-5

8. À propos du cœur, on peut dire que :

1. Le cœur est vascularisé par 3 artères coronaires (droite, gauche et interventriculaire)
2. Le drainage veineux est assuré essentiellement par la grande veine du cœur et la petite veine du cœur.
3. Le sinus coronaire s'ouvre dans la veine cave inférieure.
4. Le sinus coronaire s'ouvre dans la veine cave supérieure.
5. Les artères coronaires sont obstruées par les valvules semi-lunaires aortiques lors de la systole ventriculaire.

A. 2-3-5 B. 2-4-5 C. 1-2-4-5 D. 1-2-3-5 E. 2-5

9. À propos de l'innervation du cœur, on peut dire que :

1. Le cœur possède une innervation autonome unique.
2. Le cœur possède une innervation végétative unique.
3. Le nœud sinu-atrial (Keith et Flack) se trouve dans l'atrium gauche.
4. Le nœud atrio-ventriculaire (Aschoff et Tawara) se situe au niveau de l'origine de l'aorte.
5. Le faisceau atrio-ventriculaire (de His) part du nœud atrio-ventriculaire et chemine dans la cloison interventriculaire puis dans les ventricules droit et gauche.

A. 1-2-3-4-5 B. 2-3-4-5 C. 3-4-5 D. 4-5 E. 5

10. À propos des artères, on peut dire que :

1. Les artères pulmonaires véhiculent du sang oxygéné.
2. Les artères contiennent des valvules sur leur trajet.
3. Les artères ont une paroi fine et élastique.
4. Les artères se terminent dans les veines.
5. Les artères périphériques ont des battements synchrones aux battements cardiaques.

A. 1-2-3-4-5 B. 2-3-4-5 C. 3-4-5 D. 4-5 E. 5

11. À propos des artères, on peut dire que :

1. Elles ne traversent jamais de canal osseux.
2. Elles traversent toujours un canal osseux.
3. Elles ne sont jamais sinueuses.
4. Elles peuvent s'anastomoser entre elles

5. Les artères élastiques présentent 3 tuniques concentriques : une tunique interne, l'intima (ou endartère, peu mouillable), une tunique moyenne, la média (musculo-élastique) et une tunique externe, l'adventice (conjonctive)

A. 1-2-3-4-5 B. 2-3-4-5 C. 3-4-5 D. 4-5 E. 1-5

12. On décrit les anastomoses artérielles suivantes :

1. Les anastomoses à plein canal ou par inosculation.
2. Les anastomoses par canal d'union et par vas aberrans.
3. Les anastomoses par convergence.
4. Les anastomoses en réseau.
5. Les anastomoses par cercle artériel lorsqu'elles forment une arcade artérielle bordante.

A. 1-2-3-4 B. 2-3-4-5 C. 3-4-5 D. 4-5 E. 1-3-4-5

13. À propos de la distribution artérielle, on peut dire que :

1. Le tronc brachio-céphalique, l'artère carotide commune gauche et l'artère subclavière gauche sont issus de l'arc aortique.
2. L'artère axillaire donne l'artère brachiale.
3. L'aorte abdominale se divise en 2 artères iliaques internes ou artères hypogastriques.
4. L'artère iliaque externe vascularise les viscères pelviens.
5. L'artère fémorale se termine par les artères jambières ou crurales.

A. 1-2 B. 1-2-3 C. 1-2-3-4 D. 1-2-3-4-5 E. 1-2-5

14. À propos de l'anatomie fonctionnelle des artères, on peut dire que :

1. Le sang systolique entraîne une dilatation artérielle responsable du pouls artériel.
2. Lors de la diastole, le calibre des artères reprend sa taille initiale.
3. Les artères des viscères mobiles dont la morphologie varie sont rectilignes car l'élasticité artérielle permet l'adaptation à la forme du viscère.
4. La présence d'artères dures athéromateuses peut entraîner une tension plus élevée.
5. En cas d'obstruction artérielle peuvent se développer des réseaux de suppléance.

A. 1-2-3-4-5 B. 1-2-4-5 C. 1-2-3-5 D. 1-2-3-4 E. 2-3

15. À propos des veines, on peut dire que :

1. Les veines ont des parois plus fines que les artères.
2. Le sang veineux retourne au cœur par les veines caves supérieure et inférieure.

3. Les anastomoses cavo-caves sont situées au niveau des parois du tronc.
4. Les anastomoses porto-caves n'existent qu'à l'état pathologique.
5. Les veines superficielles des membres se jettent directement dans les veines caves.

A. 1-2-3-4-5 B. 1-2-4-5 C. 1-3-4-5 D. 2-3-4-5 E. 1-2-3

De la question 16 à la question 20 : donner la ou les réponses justes.

16. À propos de la circulation veineuse, on peut dire que :

a. Les veines profondes peuvent être satellites des artères.
b. Les veines superficielles peuvent être observées par transparence de la peau.
c. La présence de valvules empêche le retour veineux.
d. Les valvules ostiales sont situées au niveau de l'abouchement des veines dans les veines caves.
e. Toutes les veines contiennent des valvules.

17. À propos du système porte abdominal, on peut dire que :

a. Il ne draine pas le sang de la rate.
b. La veine porte est formée par l'union de la veine splénique avec la veine mésentérique supérieure.
c. La veine porte se termine dans le foie par 2 branches de division.
d. La veine porte transporte le glucose entre l'intestin et le foie.
e. La veine porte est avalvulaire.

18. À propos du système veino-lymphatique, on peut dire que :

a. On appelle système porte tout appareil vasculaire, artériel ou veineux formé de vaisseaux capillarisés à leurs 2 extrémités et transportant une ou plusieurs substances d'une extrémité à l'autre.
b. Les vaisseaux lymphatiques sont valvulés.
c. Le conduit thoracique se jette dans le confluent jugulo-subclavier droit.
d. Le conduit thoracique draine la lymphe de la moitié de l'organisme.
e. Le conduit lymphatique droit draine les troncs jugulaire, subclavier et broncho-médiastinal droits.

19. À propos du système lymphatique, on peut dire que :

a. Les lymphonoeuds superficiels sont accessibles à la palpation.
b. La rate est un organe lymphoïde dont le sang veineux se jette dans le système porte.
c. L'hypertrophie pathologique ou l'envahissement tumoral des lymphonoeuds portent le nom de glandulopathies.

d. Les lymphonoeuds sont des barrières contre les germes mais pas contre les cellules concurrentes.
e. Le thymus est un lymphonoeud situé dans le médiastin antérieur.

20. À propos de la vascularisation artérielle des membres, on peut dire que :

a. L'artère poplitée se divise par trifurcation en artères tibiales (antérieure et postérieure) et fibulaire.
b. La main et le pied sont vascularisés par des artères terminales.
c. En regard du coude et du genou existent des cercles articulaires artériels anastomotiques.
d. L'artère fémorale et l'artère profonde de la cuisse vascularisent la cuisse.
e. La main est vascularisée par les artères brachiale, radiale et ulnaire.

De la question 21 à la question 30 : interprétation de schémas.

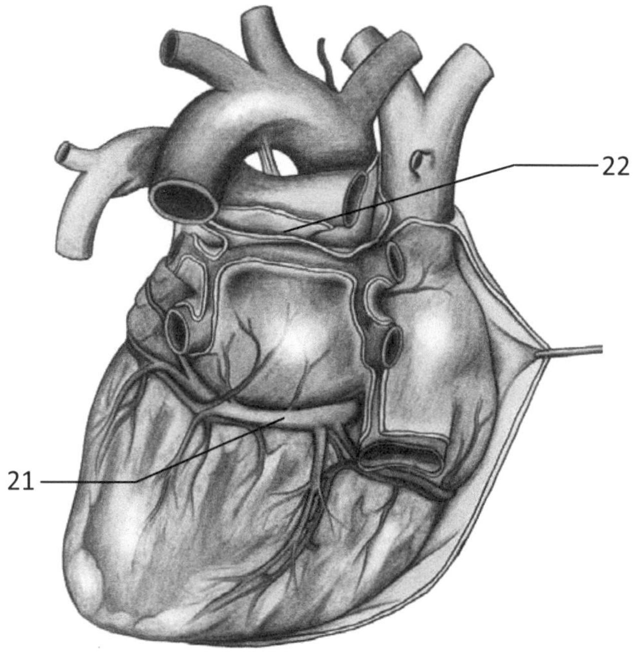

21. Vue postérieure du cœur

a. Sinus coronaire.
b. Pointe du cœur.
c. Veines pulmonaires gauches.
d. Artère interventriculaire.
e. Sinus transverse du péricarde.

22. Vue postérieure du cœur

a. Sinus coronaire.
b. Pointe du cœur.
c. Veines pulmonaires gauches.
d. Artère interventriculaire.
e. Sinus transverse du péricarde (+).

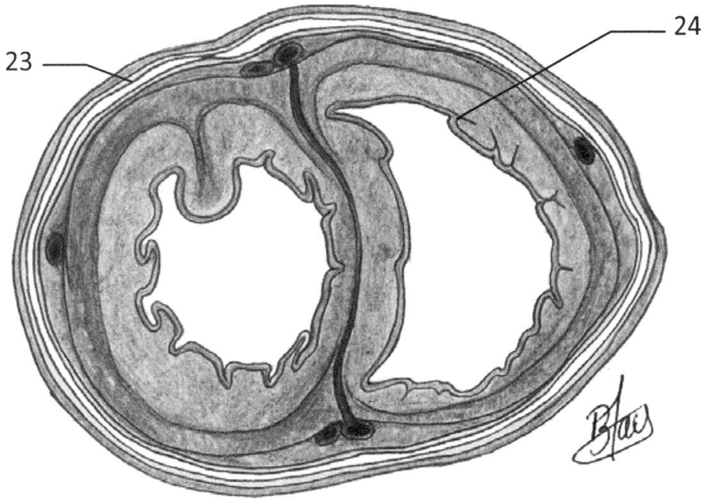

23. Coupe du cœur (perpendiculaire à l'axe du cœur) au niveau des ventricules (vue supérieure)

a. Ventricule gauche.
b. Péricarde fibreux.
c. Feuillet pariétal du péricarde séreux.
d. Endocarde.
e. Fibres musculaires communes.

24. Coupe du cœur (perpendiculaire à l'axe du cœur) au niveau des ventricules (vue supérieure)

a. Ventricule gauche.
b. Péricarde fibreux.
c. Feuillet pariétal du péricarde séreux.
d. Endocarde.
e. Fibres musculaires communes.

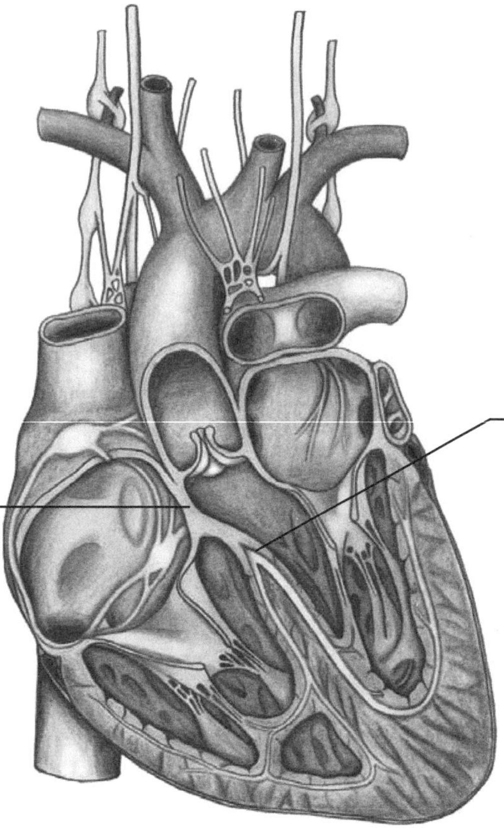

25. Coupe frontale du cœur

a. Septum atrio-ventriculaire.
b. Plexus cardiaque inférieur.
c. Faisceau atrio-ventriculaire.
d. Réseau ventriculaire.
e. Tractus internodal.

26. Coupe frontale du cœur

a. Septum atrio-ventriculaire.
b. Plexus cardiaque inférieur.
c. Faisceau atrio-ventriculaire.
d. Réseau ventriculaire.
e. Tractus internodal.

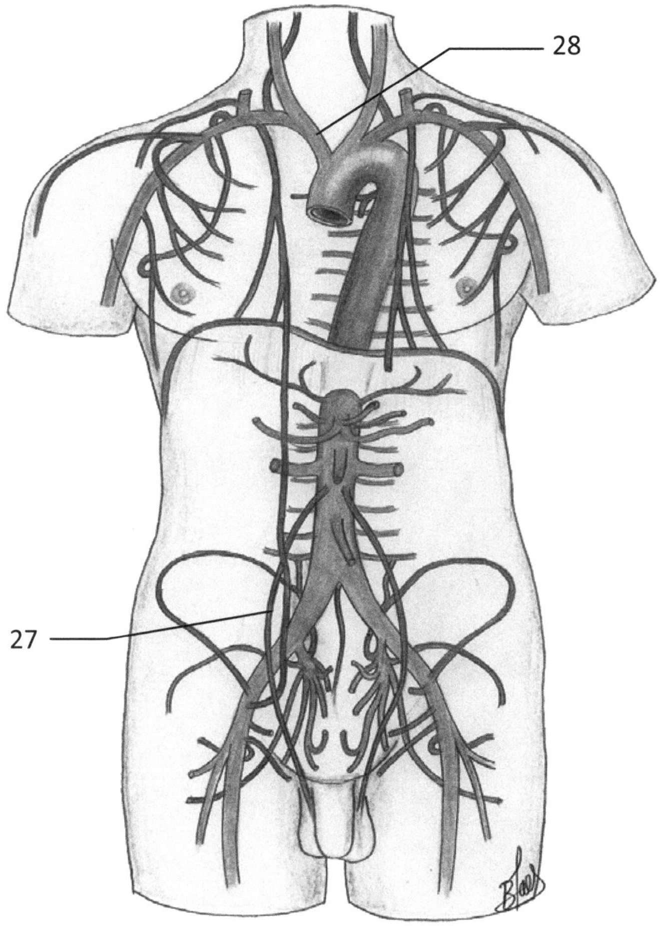

27. Les artères du tronc

a. Artère vertébrale.
b. Artère épigastrique inférieure.
c. Artère axillaire.
d. Artère gonadique.
e. Tronc brachio-céphalique (+).

28. Les artères du tronc

a. Artère vertébrale.
b. Artère épigastrique inférieure.
c. Artère axillaire.
d. Artère gonadique.
e. Tronc brachio-céphalique.

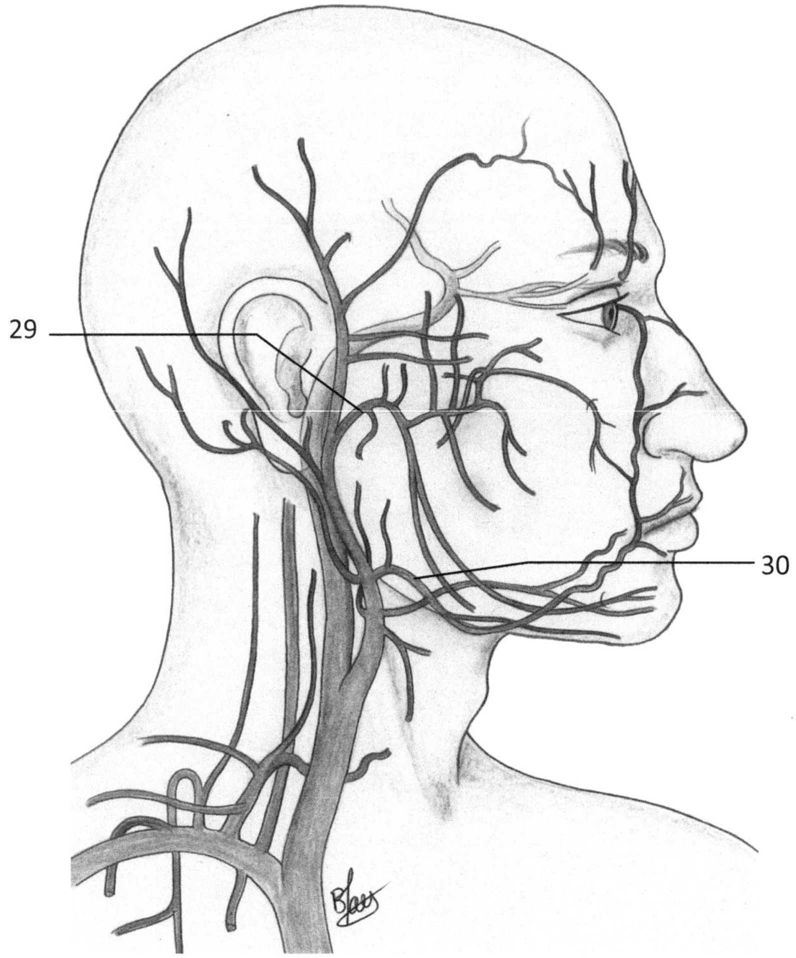

29. Les artères de la tête et du cou

a. Artère linguale.
b. Artère maxillaire.
c. Artère faciale.
d. Artère temporale superficielle.
e. Artère pharyngienne ascendante (+).

30. Les artères de la tête et du cou

a. Artère linguale.
b. Artère maxillaire.
c. Artère faciale.
d. Artère temporale superficielle.
e. Artère pharyngienne ascendante (+).

Réponses

1. E
Les lymphonoeuds sont des amas lymphoïdes situés sur le trajet des vaisseaux lymphatiques ; ils reçoivent des vaisseaux afférents et émettent des vaisseaux efférents (moins nombreux et plus gros).
L'ensemble des vaisseaux lymphatiques se draine dans le système cave supérieur par l'intermédiaire du conduit thoracique à gauche (qui se jette dans la veine subclavière gauche) et du conduit lymphatique droit (qui se jette dans la veine subclavière droite).
Le conduit thoracique draine les ¾ de la lymphe de l'organisme.
Le chyle n'est que la lymphe de l'intestin.

2. D
Les amas cellulaires angioformateurs (origine du système vasculaire) apparaissent dans la splanchnopleure au milieu de la 3e semaine et sont d'origine mésenchymateuse.
Le tube cardiaque primitif (issu de la fusion des 2 tubes endocardiques) se compose dans le sens crânio-caudal du bulbe cardiaque primitif, du ventricule primitif, de l'atrium primitif et du sinus veineux primitif ; il subit ensuite une plicature en S pour devenir le cœur sigmoïde.
Les septums primum et secundum cloisonnent l'atrium primitif.

3. C
À 6 semaines, le bulbe cardiaque se cloisonne suite à la formation de 2 tubercules aortico-pulmonaires qui se développent selon un mouvement antihoraire de bas en haut et fusionnent pour former le septum spiral aortico-pulmonaire (qui fusionne avec le septum du cône artériel) isolant ainsi l'aorte ascendante du tronc de l'artère pulmonaire.

4. E
Cinq paires d'arcs aortiques existent (jamais simultanément) pendant la période embryonnaire (le 5e arc est pratiquement inexistant chez l'homme) et vont évoluer ou régresser pour donner le système artériel définitif :
- le 1er arc donne l'artère maxillaire,
- le 2e arc donne les artères de l'os hyoïde et du stapès,
- le 3e arc donne l'artère carotide commune,
- le 4e arc donne l'arc aortique à gauche et le début de l'artère subclavière à droite,
- le 6e arc est l'arc pulmonaire.

5. B
C'est la veine ombilicale qui amène le sang oxygéné au fœtus.
Le sang arrive au cœur par l'atrium droit et passe dans l'atrium gauche par le foramen ovale (association des septums primum et secundum).
Jusqu'à la naissance le sang artériel et le sang pulmonaire sont mélangés par l'existence du canal artériel entre l'aorte et l'artère pulmonaire.

6. D

La partie gauche et la partie droite du cœur sont cloisonnées par les septums interatriaux (entre les atriums), atrio-ventriculaire (entre l'atrium droit et le ventricule gauche) et interventriculaire (entre les ventricules).
Les atriums sont séparés des ventricules par la valve atrio-ventriculaire tricuspide à droite et par la valve atrio-ventriculaire mitrale à gauche.
Les valves sont amarrées aux muscles papillaires (formations myocardiques ventriculaires) par des cordages tendineux.

7. E

L'architecture des fibres musculaires striées constituant la paroi cardiaque s'organise autour du squelette fibreux du cœur (adossement de 2 trigones fibreux) constitué par les anneaux fibreux des orifices atrio-ventriculaires et ventriculo-artériels.

8. E

Le cœur est vascularisé par les artères coronaires droite et gauche qui naissent au-dessus des valvules semi-lunaires de l'ostium aortique.
Lors de la systole ventriculaire (éjection du sang dans l'aorte à gauche et dans l'artère pulmonaire à droite) les orifices ventriculo-artériels s'ouvrent et les valvules semi-lunaires s'écartent venant, du côté gauche, obstruer les orifices des artères coronaires.
Le sang pénètre dans les artères coronaires au moment de la diastole ventriculaire (remplissage des ventricules, valves atrio-ventriculaires ouvertes et orifices ventriculo-artériels fermés).

9. E

Le cœur possède une double innervation : une innervation autonome, le système de conduction interne et une innervation sous dépendance végétative (orthosympathique et parasympathique).
Le système de conduction interne du cœur est constitué de fibres myocardiques spécialisées dans la conduction de l'influx nerveux qui forment les nœuds sinu-atrial et atrio-ventriculaire ainsi que le faisceau atrio-ventriculaire (partant du faisceau atrio-ventriculaire pour cheminer dans la cloison interventriculaire.

10. E

Les artères périphériques ont des battements synchrones aux battements cardiaques, ce sont les pulsations artérielles causées par distension de la paroi artérielle au moment du passage du sang.

11. D

Les artères élastiques (de gros calibre) présentent 3 tuniques concentriques : l'intima, la media et l'adventice.
Les artères sont élastiques, leurs parois sont résistante et elles sont avalvulaires (contrairement à la plupart des veines) ; elles peuvent s'anastomoser entre elles ou encore être flexueuses lorsqu'elles vascularisent des organes mobiles ou à volume variable (ex. l'artère utérine) ce qui leur confère une capacité d'allongement.

12. A
Les artères sont fréquemment réunies entre elles par des anastomoses artério-artérielles que l'on regroupe comme suit selon le mode d'anastomose : les anastomoses à plein canal (ou par inosculation), les anastomoses par canal d'union, les anastomoses par convergence, les anastomoses par vas aberrans et les anastomoses en réseau.

13. A
De l'arc aortique partent le tronc brachio-céphalique (qui donne les artères, carotide commune droite et subclavière droite), l'artère carotide commune gauche et l'artère subclavière gauche.
L'aorte abdominale se divise à la face antérieure de L4 pour donner les 2 artères iliaques communes (chacune d'elles donne ensuite une artère iliaque interne qui vascularise les organes pelviens (et la région glutéale) et une artère iliaque externe qui vascularise le membre inférieur.
L'artère fémorale se termine par l'artère poplitée.

14. B
Les viscères mobiles ont en général des artères sinueuses (ex. art. linguale).

15. E
Le sang de l'organisme retourne au cœur par les systèmes caves supérieur et inférieur ; des anastomoses cavo-caves existent entre ces 2 systèmes par l'intermédiaire des veines épigastriques (parois du tronc).
Des anastomoses porto-caves existent également de façon permanente (au niveau de l'œsophage, du cardia, du rectum) ou apparaissent au cours de pathologies hépatiques (hypertension portale).

16. a, b, c
Le réseau veineux superficiel, plus ou moins visible sous la peau, se draine dans les veines profondes qui sont souvent satellites des artères.
Le reflux sanguin est empêché par des valvules (qui n'existent pas toujours, ex : veine cave supérieure, veine porte).

17. b, c, d, e
La rate est drainée par l'artère splénique qui forme, avec l'artère mésentérique supérieure, la veine porte.

18. a, b, e
On trouve par exemple des systèmes portes au niveau abdominal (système porte hépatique) et cérébral (système porte hypothalamo-hypophysaires).
Ne pas confondre le conduit thoracique et le conduit lymphatique droit.

19. a, b
Les pathologies et envahissements tumoraux touchant les lymphonoeuds sont des adénopathies (maladies infectieuses, cancers).
Le thymus est un organe lymphoïde rétrosternal (production de lymphocytes T) qui involue chez l'adulte.

20. c, d
L'artère poplitée se divise en 2 artères tibiales (antérieure et postérieure).
Une artère terminale est une artère qui ne présente aucune anastomose avec des artères voisines dans l'organe qu'elle vascularise (ex. artères rénales).
Les artères de la main et du pied sont richement anastomosées entre elles comme par exemple les artères radiale et ulnaire qui vascularisent la main et s'anastomosent en formant 3 arcades (dorsale, palmaires profonde et superficielle).

21. a

22. e

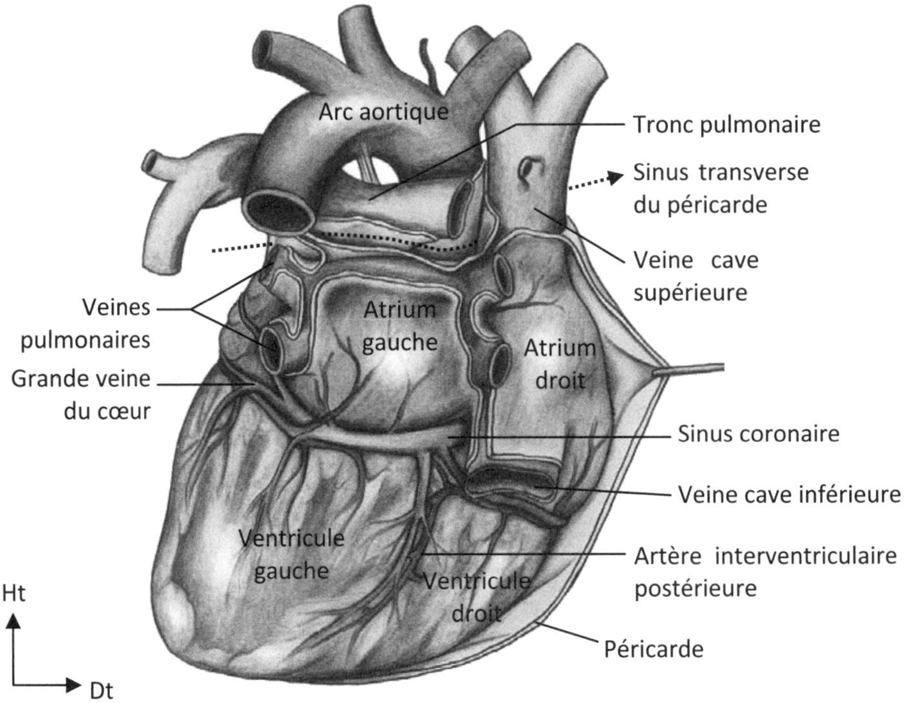

Vue postérieure du cœur

23. c

24. d

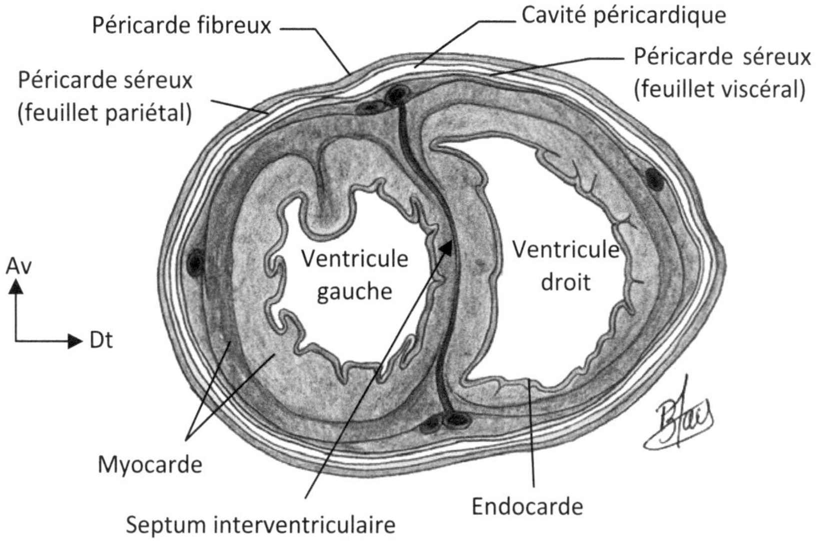

Coupe du cœur (perpendiculaire à l'axe du cœur) au niveau des ventricules (vue supérieure)

25. a

26. c

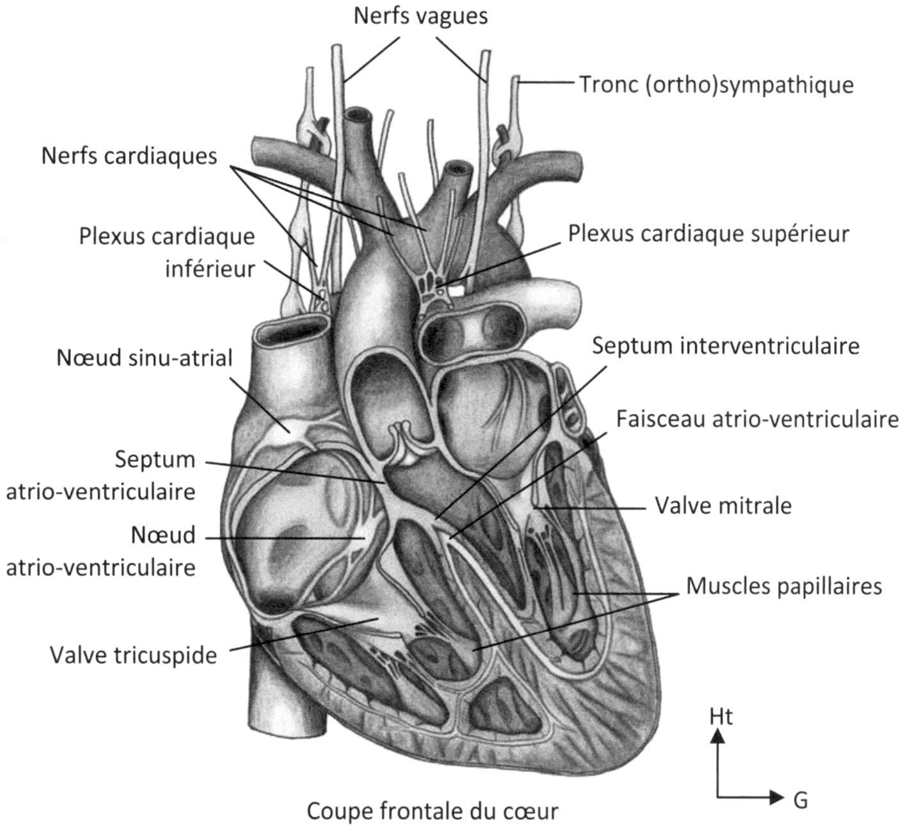

Coupe frontale du cœur

27. d

28. e

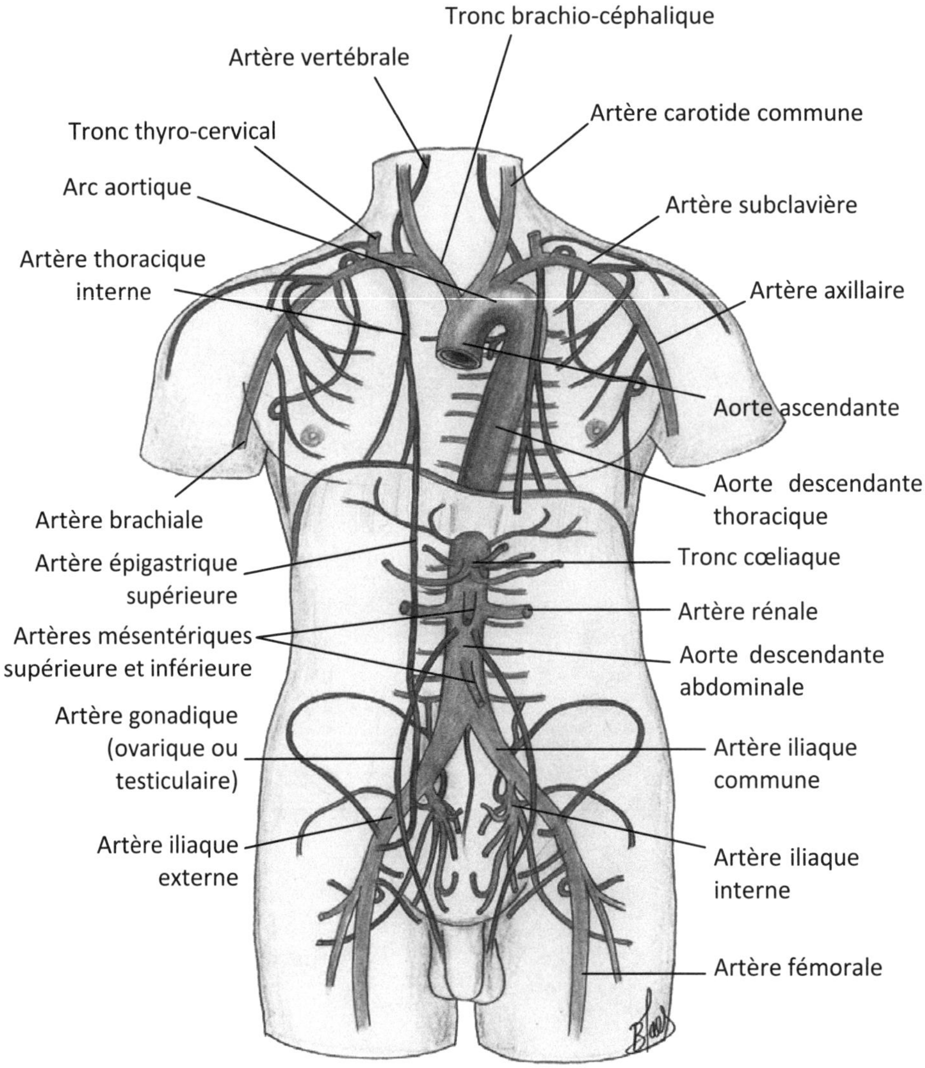

Les artères du tronc

29. b

30. c

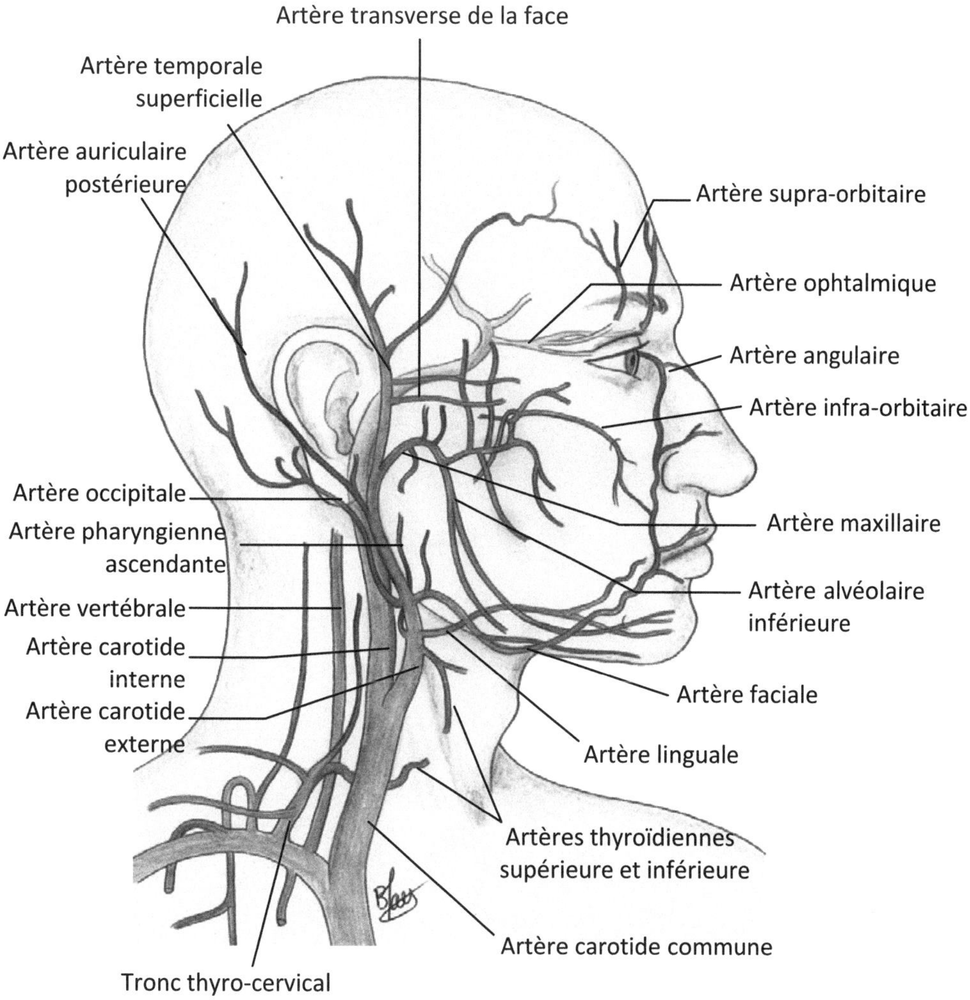

Les artères de la tête et du cou

Chapitre VIII : appareil respiratoire

De la question 1 à la question 10 : donner la réponse fausse.

1. À propos du développement de l'appareil respiratoire, on peut dire que :

a. Le pharynx provient de la partie crâniale de l'intestin primitif.
b. La glande thyroïde se développe à partir d'un épaississement endodermique médian sur le plancher du pharynx.
c. La glande thyroïde migre caudalement en formant le canal thyréoglosse.
d. Le vestige extérieur du canal thyréoglosse est le foramen caecum sur la langue.
e. Le lobe pyramidal de la thyroïde provient du diverticule respiratoire ébauche de la trachée (+).

2. À propos du développement de l'appareil respiratoire, on peut dire que :

a. Le diverticule respiratoire apparaît sur la face antérieure de l'intestin primitif.
b. Les artères pulmonaires proviennent du 4e arc aortique.
c. Les alvéoles se forment durant la vie fœtale.
d. La fistule œso-trachéale est la persistance de la communication entre l'intestin primitif et le diverticule respiratoire.
e. La fistule œso-trachéale est souvent associée a une sténose ou une atrésie œsophagienne (+).

3. À propos de l'organogénèse de l'appareil respiratoire, on peut dire que :

a. La plèvre viscérale provient de la splanchnopleure.
b. La plèvre pariétale provient de la somatopleure.
c. Le septum transversum donne le centre phrénique du diaphragme thoraco-abdominal.
d. Les nerfs phréniques sont les nerfs initiaux du septum transversum et proviennent du 5e métamère cervical.
e. Les membranes pleuro-péritonéales et le méso-œsophage participent aussi à la formation du diaphragme thoraco-abdominal (+).

4. À propos des voies respiratoires, on peut dire que :

a. Les cornets nasaux se détachent de la cloison médiane des fosses nasales.
b. Les cornets délimitent des conduits nommés méats nasaux.

c. La muqueuse des sinus paranasaux est en continuité avec la muqueuse des fosses nasales.
d. L'étage olfactif des fosses nasales est l'étage supérieur.
e. Les fosses nasales filtrent et réchauffent l'air inspiré.

5. À propos du laryngo-pharynx, on peut dire que :

a. Le pharynx est un tube musculo-cartilagineux.
b. Le pharynx présente 3 étages : le nasopharynx, l'oropharynx et le laryngo-pharynx.
c. Le larynx est l'organe vocal.
d. 3 pièces cartilagineuses du larynx sont impaires et médianes : les cartilages thyroïde, cricoïde et épiglottique.
e. La glotte est l'espace compris entre les cordes vocales (plis vocaux).

6. À propos du larynx, on peut dire que :

a. Le larynx est vascularisé par les artères laryngées supérieure et inférieure.
b. Le nerf laryngé supérieur assure l'innervation sensitive du larynx.
c. Le nerf laryngé inférieur (récurrent) innerve les muscles du larynx excepté le muscle crico-thyroïdien.
d. Le nerf laryngé inférieur est le nerf de la vocalisation.
e. Les nerfs laryngés proviennent de la 9e paire de nerfs crâniens (nerfs glosso-pharyngiens) (+).

7. À propos de l'arbre bronchique, on peut dire que :

a. La bronche principale droite est plutôt verticale.
b. La division de la trachée se fait en T5.
c. Il existe 3 bronches lobaires de chaque côté.
d. Chaque bronchiole terminale ventile un lobule pulmonaire.
e. La segmentation pulmonaire est parallèle à celle des bronches.

8. À propos des poumons, on peut dire que :

a. Les 2 feuillets pleuraux sont interrompus au niveau du hile pulmonaire.
b. Au niveau du hile pulmonaire pénètre l'arbre aérien, les vaisseaux nourriciers et la vascularisation fonctionnelle qui provient de la petite circulation.
c. À l'intérieur de chaque poumon, chaque lobe, chaque segment et chaque lobule, l'axe aérien et artériel fonctionnel sont regroupés et central alors que le drainage veineux du sang oxygéné est périphérique.
d. Entre les feuillets viscéral et pariétal de la plèvre existe la cavité pleurale virtuelle.
e. Dans la cavité pleurale la pression est négative.

9. **À propos des plèvres et du diaphragme thoraco-abdominal**

a. Les récessus pleuraux (culs-de-sacs pleuraux) sont caractérisés par l'absence de poumon et la mise en contact de 2 feuillets pleuraux exclusivement pariétaux.
b. En cas d'épanchement pleural les liquides s'accumulent dans les récessus ce qui se traduit par un comblement radiologique.
c. Si l'air pénètre dans la cavité pleurale cela entraîne un pneumothorax et le poumon se décolle de la paroi.
d. Le diaphragme thoraco-abdominal ne présente que des insertions costales et lombaires.
e. La section d'un nerf phrénique entraîne la paralysie d'une seule coupole diaphragmatique.

10. **À propos du diaphragme thoraco-abdominal, on peut dire que :**

a. L'aorte passe en arrière du ligament arqué médian entre le pilier droit et le pilier gauche.
b. L'orifice œsophagien est formé par des fibres musculaires issues des piliers du diaphragme.
c. Le foramen de la veine cave inférieure se situe entre la foliole droite et la foliole antérieure du centre tendineux.
d. La coupole diaphragmatique droite est plus haute que la coupole diaphragmatique gauche.
e. La contraction du diaphragme augmente la capacité de la cage thoracique en accroissant sa taille verticale sans augmenter ses tailles transversale et antéro-postérieure.

De la question 11 à la question 13 : interprétation de schémas.

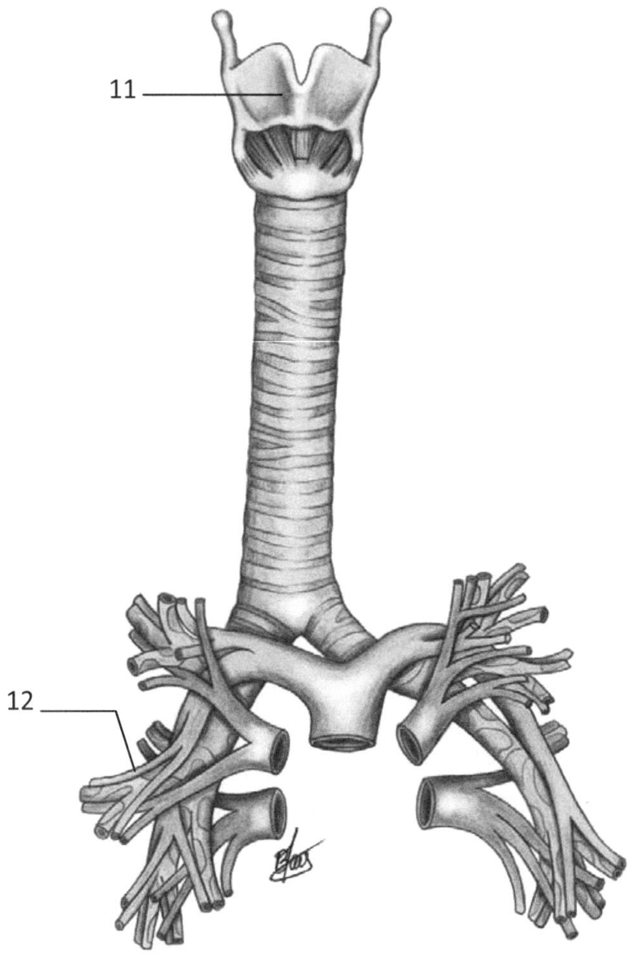

11. La trachée, l'arbre bronchique et les vaisseaux pulmonaires (vue antérieure)

a. Cartilage thyroïde.
b. Cartilage cricoïde.
c. Cartilage arythénoïde.
d. Cartilage épiglottique.
e. Cartilage laryngoïde.

12. La trachée, l'arbre bronchique et les vaisseaux pulmonaires (vue antérieure)

a. Bronche souche.
b. Bronche lobaire supérieure.
c. Bronche lobaire inférieure.
d. Rameau de l'artère pulmonaire.
e. Rameau de la veine pulmonaire inférieure.

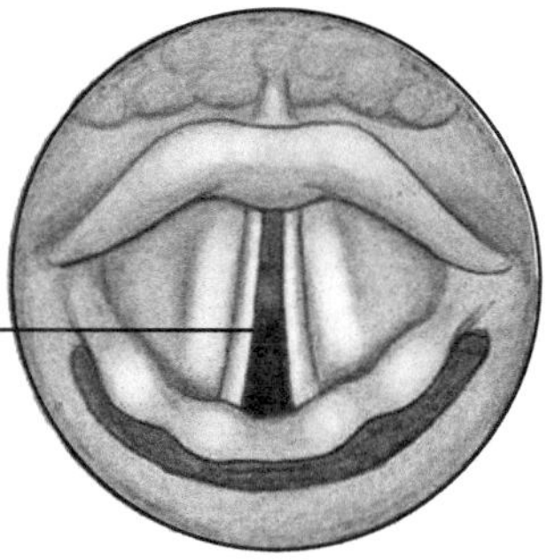

13. Examen par laryngoscopie indirecte

a. Épiglotte.
b. Vestibule du larynx.
c. Ventricule du larynx.
d. Pli vestibulaire.
e. Pli vocal.

De la question 14 à la question 16 : donner la ou les réponses justes.

14. À propos de la partie supérieure de l'appareil respiratoire, on peut dire que :

a. La trompe auditive s'ouvre dans le naso-pharynx.
b. La densité des vaisseaux des parois nasales permet le réchauffement de l'air qui y pénètre.
c. Le sinus maxillaire est directement relié à la cavité orale.
d. Le cône élastique du larynx se situe entre l'os hyoïde et le cartilage thyroïde.
e. Dans le récessus piriforme du larynx saille le nerf laryngé inférieur (+).

15. À propos du laryngo-pharynx, on peut dire que :

a. L'aditus laryngé est limité par les récessus piriformes.
b. Le pétiole épiglottique est la partie supérieure du cartilage épiglottique.
c. L'examen de la glotte se fait par laryngoscopie indirecte.
d. Le pli vestibulaire et le pli vocal délimitent latéralement l'entrée du ventricule laryngé.
e. La lésion d'un nerf laryngé récurrent donne une voie rauque (+).

16. À propos de l'arbre trachéo-bronchique, on peut dire que :

a. Les cartilages trachéaux sont plus épais à la partie postérieure de la trachée.
b. Le début de la trachée se projette au niveau de C6.

c. Le muscle trachéal est la couche musculaire située entre chaque cartilage trachéal et la sous-muqueuse trachéale.
d. La trachée est constituée d'environ 35 anneaux cartilagineux.
e. Les bronchioles terminales sont constituées de petits cartilages circulaires (+).

De la question 17 à la question 20 : donner la réponse fausse.

17. À propos des poumons, on peut dire que :

a. Le poumon droit présente 3 lobes et 2 scissures.
b. Le poumon gauche comporte 2 segments lingulaires.
c. Le ligament pulmonaire prolonge le hile pulmonaire vers le haut.
d. Les conduits alvéolaires sont précédés par les bronchioles respiratoires de 1er et 2e ordre.
e. La spirométrie est un moyen d'exploration clinique des poumons (+).

18. À propos du diaphragme thoraco-abdominal, on peut dire que :

a. En cravatant l'œsophage, le hiatus œsophagien du diaphragme constitue un véritable un véritable sphincter externe de l'œsophage.
b. La coupole droite répond au 4e espace intercostal à l'expiration.
c. La face supérieure de chacune des coupoles est recouverte par la plèvre pariétale diaphragmatique.
d. L'ascension radiologique d'une coupole diaphragmatique peut être causée par la section d'un nerf phrénique.
e. La descente radiologique d'une coupole diaphragmatique peut être causée par la section d'un nerf phrénique.

19. À propos du diaphragme thoraco-abdominal, on peut dire que :

a. L'artère épigastrique supérieure traverse le diaphragme au niveau de son insertion sternale.
b. Le foramen de la veine cave se projette au niveau T8 – T9.
c. Le hoquet est dû à une contraction spasmodique du diaphragme.
d. La partie inférieure du diaphragme est essentiellement vascularisée par l'artère gastrique gauche.
e. Les nerfs vagues accompagnent l'œsophage dans sa traversée du diaphragme.

20. À propos du cycle respiratoire, on peut dire que :

a. L'inspiration provoque une augmentation de la pression intra-abdominale.
b. La fin de l'aspiration d'air correspond à l'égalisation des pressions alvéolaire et atmosphérique.
c. Le pneumothorax est l'envahissement de la cavité pleural par de l'air.
d. Les muscles pectoraux sont des muscles inspiratoires accessoires.

e. Les muscles élévateurs des côtes sont des muscles inspiratoires essentiels au même titre que le diaphragme thoraco-abdominal.

De la question 21 à la question 25 : interprétation de schémas.

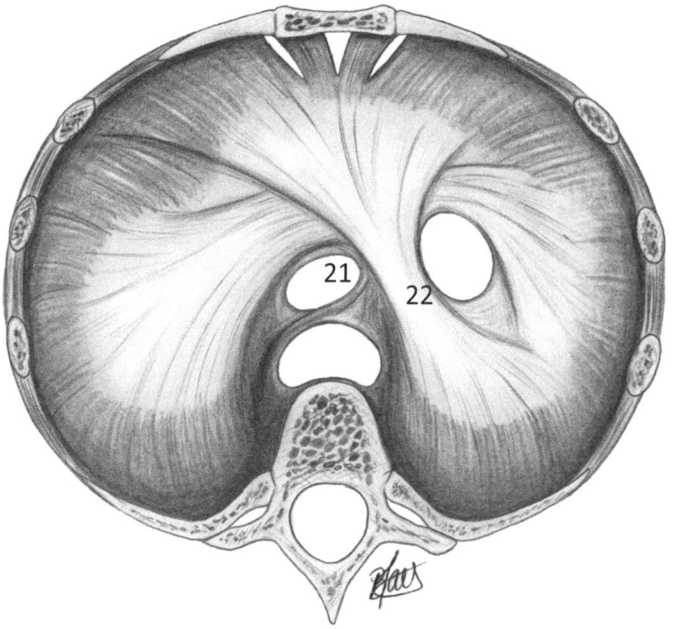

21. Vue supérieure du diaphragme thoraco-abdominal

a. Foliole droite.
b. Hiatus œsophagien.
c. Hiatus aortique.
d. Foramen de la veine cave inférieure.
e. Foramen de la veine cave supérieure.

22. Vue supérieure du diaphragme thoraco-abdominal

a. Foliole droite.
b. Bandelette semi-circulaire inférieure.
c. Partie musculaire du diaphragme.
d. Bandelette semi-circulaire supérieure.
e. Foliole supérieure.

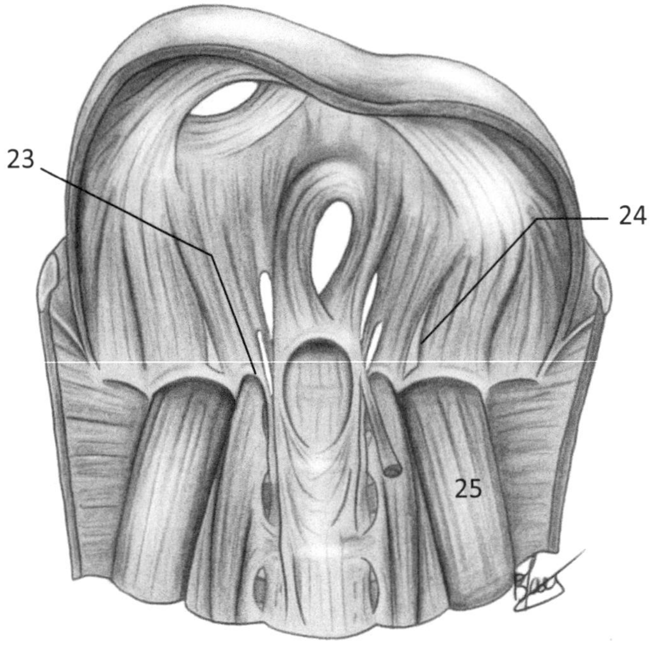

23. Vue antérieure du diaphragme thoraco-abdominal

a. Ligament arqué médian.
b. Pilier droit.
c. Ligament arqué central.
d. Ligament arqué latéral.
e. Ligament arqué médial.

24. Vue antérieure du diaphragme thoraco-abdominal

a. Trigone abdominal.
b. Quadrilatère lombal.
c. Hiatus œsophagien.
d. Trigone lombo-costal.
e. Pilier gauche.

25. Vue antérieure du diaphragme thoraco-abdominal

a. Muscle grand psoas.
b. Muscle petit psoas.
c. Muscle transverse de l'abdomen.
d. Muscle carré des lombes.
e. Muscle dentelé postéro-inférieur.

Réponses

1. e

Le lobe pyramidal de la thyroïde (existant chez 50 % des individus) est un vestige du canal thyréoglosse provenant donc du diverticule thyroïdien (épaississement endodermique).

2. b

Les artères pulmonaires proviennent du 6e arc aortique.

3. d

Les nerfs phréniques sont les nerfs initiaux du septum transversum (qui donne le centre phrénique) et proviennent du 4e métamère cervical.

Le diaphragme provient de 4 structures principales : le septum transversum, les membranes pleuro-péritonéales, le méso-œsophage et les myotomes cervicaux et thoraciques.

4. a

Les cornets nasaux (supérieur, moyen et inférieur) se détachent de la paroi latérale des fosses nasales et circonscrivent les méats nasaux.

5. a

La larynx est un tube musculaire qui s'étend de la base du crâne jusqu'au larynx et à l'œsophage ; il se compose de 3 muscles constricteurs (supérieur, moyen et inférieur).

6. e

Le nerf laryngé supérieur assure l'innervation sensitive du larynx et innerve également le muscle crico-thyroïdien.

Le nerf laryngé inférieur (récurrent) innerve tous les autres muscles laryngés, c'est le nerf principal de la vocalisation.

Les nerfs laryngés sont issus du ganglion inférieur du nerf vague (X) mais proviennent en fait du contingent bulbaire du nerf accessoire (XI).

7. c

La bronche principale droite donne 3 bronches lobaires (supérieure, moyenne et inférieure) pour les 3 lobes pulmonaires droits et la bronche principale gauche donne 2 bronches lobaires (supérieure et inférieure) pour les 2 lobes pulmonaires gauches.

8. a

La plèvre pariétale (fixée à la paroi thoracique) se réfléchit autour du hile pulmonaire pour se continuer avec la plèvre viscérale (qui recouvre le poumon) créant ainsi la cavité pleurale virtuelle.

9. d

Le diaphragme thoraco-abdominal possède 3 insertions : sternale, chondrocostale et lombale.

10. e
Lors de l'inspiration, la contraction du diaphragme (qui s'abaisse) provoque l'augmentation des 3 diamètres de la cage thoracique.

11. a

12. d

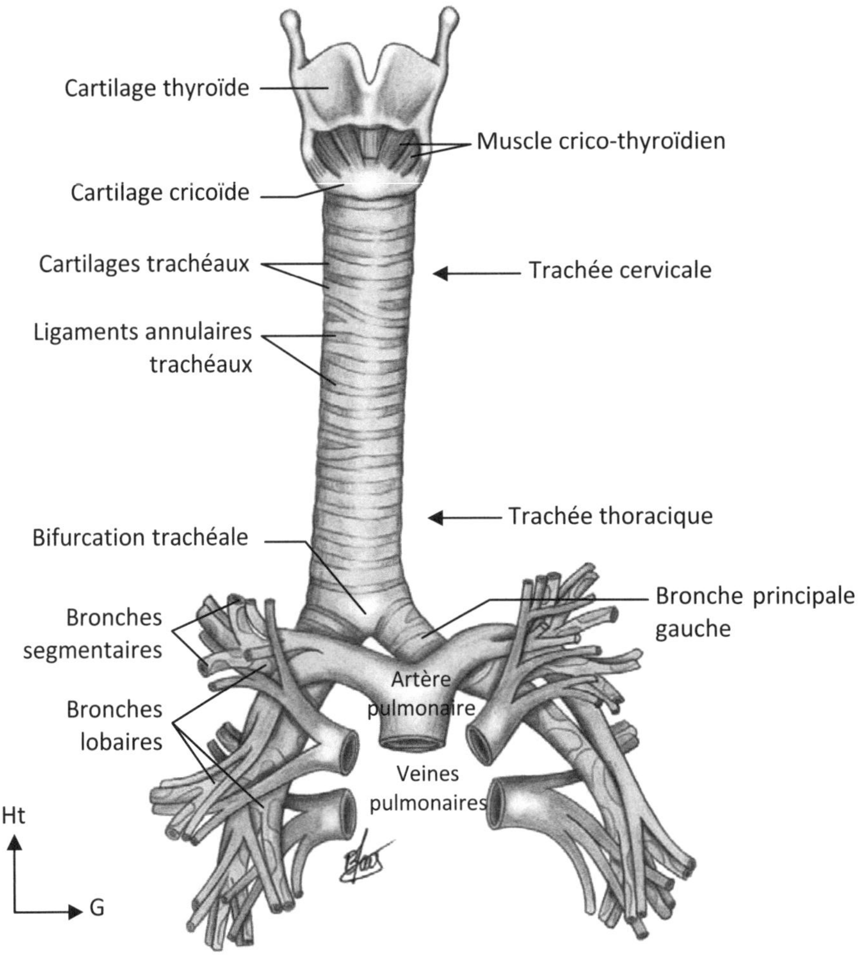

La trachée, l'arbre bronchique et les vaisseaux pulmonaires (vue antérieure)

13. e

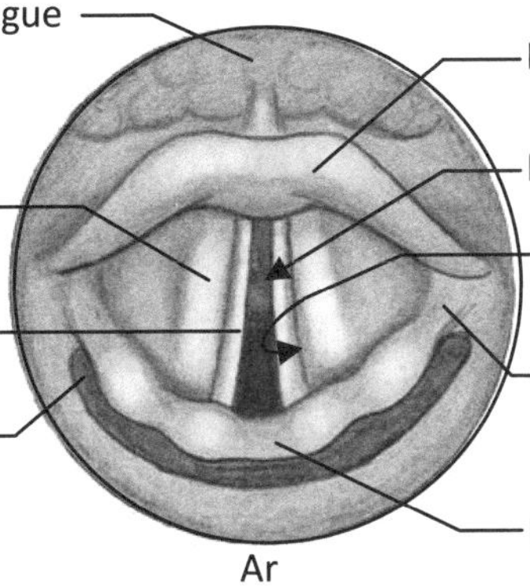

Examen par laryngoscopie indirecte

14. a, b

Le cône élastique constitue la charpente fibro-élastique de la cavité infra-glottique, il est tendu du ligament vocal au ligament crico-thyroïdien et au bord supérieur du cartilage cricoïde.

Au niveau du récessus piriforme saille le rameau interne du nerf laryngé supérieur.

15. c, d, e

L'aditus laryngé est limité par le dos du cartilage épiglottique, les plis ary-épiglottiques (partie supérieure de la membrane quadrangulaire) et le pli inter-aryhténoïdien.

Le pétiole épiglottique est la partie inférieure du cartilage épiglottique, il est relié au cartilage thyroïde par le ligament thyro-épiglottique.

16. b

La trachée est constituée d'environ 16 à 20 cartilages trachéaux ouverts en arrière et reliés entre eux par les ligaments annulaires trachéaux ; elle est fermée dans sa partie postérieure par une paroi membranacée comprenant le muscle trachéale.

Les bronchioles terminales ne contiennent pas de cartilages.

17. c

Le ligament pulmonaire prolonge le hile vers le bas.

La spirométrie est une batterie d'examens explorant les fonctions respiratoires (capacités pulmonaires, volumes pulmonaires, débits d'air).

18. e

La section des 2 nerfs phréniques provoque l'asphyxie.

La section d'un seul nerf phrénique entraîne l'ascension de la coupole diaphragmatique concernée.

19. d

Le diaphragme thoraco-abdominal est vascularisé, pour sa partie supérieure, par les branches de l'artère thoracique interne et pour sa partie inférieure par les artères phréniques inférieures (branches de l'aorte abdominale).

20. e
Le muscle inspiratoire principal est le diaphragme thoraco-abdominal, les muscles élévateurs des côtes sont des muscles inspiratoires accessoires.

21. b

22. d

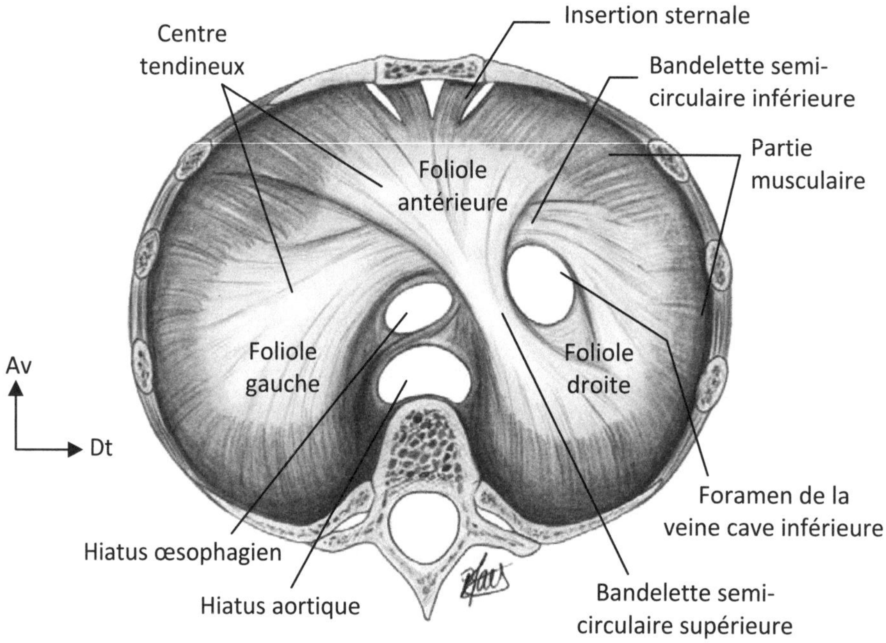

Vue supérieure du diaphragme thoraco-abdominal

23. e

24. d

25. d

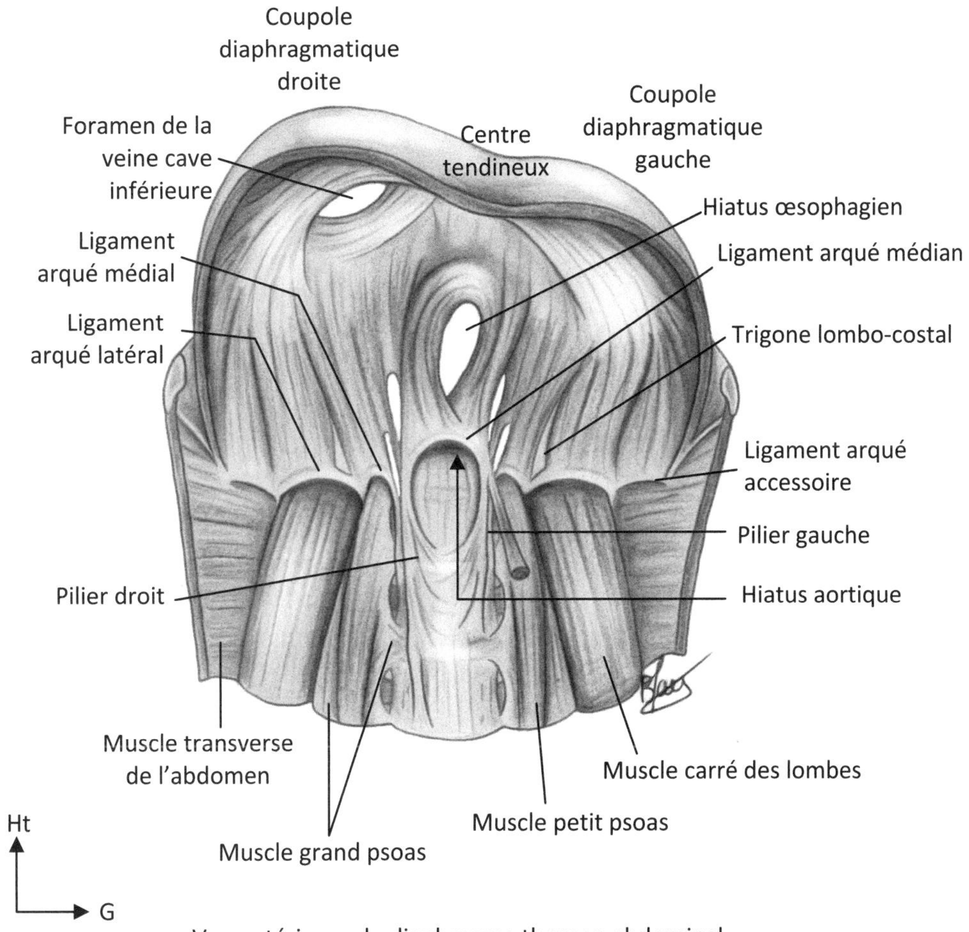

Vue antérieure du diaphragme thoraco-abdominal

Chapitre IX : appareil digestif

De la question 1 à la question 10 : donner la réponse juste.

1. À propos de l'organogénèse du tube digestif, on peut dire que :

a. Le tube digestif provient de la fermeture de l'ectoblaste de la cavité coelomique.
b. La poche gastrique initiale n'est pas reliée au péritoine ventral par le mésogastre.
c. L'estomac effectue une rotation dans le sens horaire autour d'un axe horizontal et une rotation autour d'un axe vertical le faisant passer d'une position sagittale à une position frontale.
d. L'anse duodénale primitive donne le duodénum.
e. L'anse intestinale primitive subit une rotation autour de l'artère mésentérique inférieure.

2. À propos des voies digestives, on peut dire que :

a. Le pharynx se termine par l'isthme du gosier.
b. Le voile du palais présente, dans sa partie postéro-médiane, l'uvule palatine.
c. L'uvule palatine se situe entre les arcs palato-pharyngien et palatoglosse.
d. Le vestibule de la bouche se situe entre l'arc dentaire et la langue.
e. 4 paires de glandes salivaires s'ouvrent dans la bouche : les glandes parotides, les glandes submandibulaires, les glandes sublinguales et les glandes amygdaliennes.

3. À propos de l'œsophage, on peut dire que :

a. L'œsophage comprend 5 tuniques de la superficie à la profondeur : le péritoine, le fascia œsophagien, la musculeuse, la sous-muqueuse et la muqueuse.
b. L'examen endoscopique de l'œsophage permet de voir une muqueuse rose pâle avec des plis horizontaux.
c. L'examen oculaire externe identifie un conduit gris rose avec des fibres musculaires longitudinales.
d. L'œsophage se termine en dehors de la cavité péritonéale.
e. L'œsophage présente 4 rétrécissements : cricoïdien, broncho-aortique, azygos et diaphragmatique.

4. À propos de la cavité péritonéale, on peut dire que :

a. Les mésos unissent le tube digestif au péritoine viscéral.
b. La grande cavité péritonéale est séparée en régions sus-hépatique, supramésocolique, inframésocolique et pelvienne par le grand omentum.
c. On appelle accolement l'adhérence pathologique entre le péritoine pariétal et le péritoine viscéral.
d. On appelle récessus les diverticules et culs-de-sacs physiologiques péritonéaux.
e. À l'intérieur de la cavité péritonéale existe un espace virtuel dont la partie la plus basse est chez la femme le récessus recto-vésical.

5. À propos de l'estomac, on peut dire que :

a. La jonction œso-gastrique n'est pas physiologiquement continente.
b. La paroi gastrique comprend 3 tuniques non péritonisées.
c. Le fundus de l'estomac se situe juste avant le duodénum.
d. La sécrétion de la muqueuse gastrique est acide.
e. L'action du nerf vague sur l'estomac provoque une diminution de la mobilité et de la sécrétion acide.

6. À propos du duodénum, on peut dire que :

a. Le duodénum est la portion fixe de l'intestin grêle.
b. Le duodénum est moulé sur la queue du pancréas.
c. Les voies biliaires s'abouchent au niveau du 1er duodénum.
d. Le duodénum est en tout point péritonisé.
e. Le duodénum se continue par l'iléon.

7. À propos de l'intestin grêle et du côlon, on peut dire que :

a. Au niveau de la jonction jéjuno-caecale se trouve la valvule jéjuno-caecale.
b. La douleur de l'appendicite se projette sur le point de Mc Burney situé soit au milieu soit au 1/3 externe de la ligne joignant l'épine iliaque antéro-supérieure à l'ombilic.
c. L'appendice vermiforme est vascularisé par l'artère mésentérique inférieure.
d. Le côlon droit est vascularisé par l'artère mésentérique inférieure.

8. À propos de la partie distale du tube digestif, on peut dire que :

a. La jonction recto-sigmoïdienne se projette au niveau de S1.
b. Le rectum est totalement péritonisé.
c. Le canal anal est dirigé en bas et en arrière.
d. Le canal anal est uniquement obturé par un sphincter strié squelettique.
e. La défécation est à commande orthosympatique provenant des myélomes S2, S3 et S4.

9. À propos des glandes annexes du tube digestif, on peut dire que :

a. Le foie est situé dans le flanc droit.
b. Le foie est relié à l'estomac par le grand omentum.
c. Le foie reçoit une vascularisation fonctionnelle par la veine porte et ses branches.
d. Le sang veineux issu du foie rejoint la veine cave inférieure par les anastomoses porto-caves.
e. Le pédicule hépatique est formé par la veine porte, l'artère hépatique propre, la voie biliaire et la vésicule biliaire.

10. À propos des glandes annexes du tube digestif, on peut dire que :

a. L'unité métabolique hépatique est le segment hépatique ou segment porte.
b. Le foie est encapsulé par une tunique séreuse.
c. La capsule séreuse du foie se poursuit autour du pédicule hépatique en suivant chaque triade (veine portale, artère et ductule biliaire).
d. La vésicule biliaire se situe à la face supérieure du foie.
e. La segmentation hépatique est établie à partir des 2 courants vasculaires du foie.

Question 11 : donner la réponse fausse

11. À propos des annexes du tube digestif, on peut dire que :

a. La voie biliaire principale se compose du conduit hépatique commun, du conduit cholédoque et du conduit cystique.
b. Le conduit cholédoque s'abouche dans le duodénum au niveau de la papille duodénale majeure.
c. Une partie du conduit cholédoque se situe dans la tête du pancréas.
d. La vésicule biliaire est le lieu de stockage de la bile.
e. Le pancréas est une glande exocrine et endocrine.

De la question 12 à la question 13 : relations de cause à effet.

12. À la naissance peut exister une hernie ombilicale ou une omphalocèle avec saillie des anses intestinales à travers la paroi abdominale
parce que cette anomalie est un défaut de réduction de la hernie ombilicale physiologique.

13. Le diverticule de Meckel est un vestige du pédoncule vitellin situé au sommet de l'anse intestinale primitive
parce que l'anse intestinale primitive subit un mouvement de rotation antihoraire de 270 °.

De la question 14 à la question 15 : interprétation de schémas.

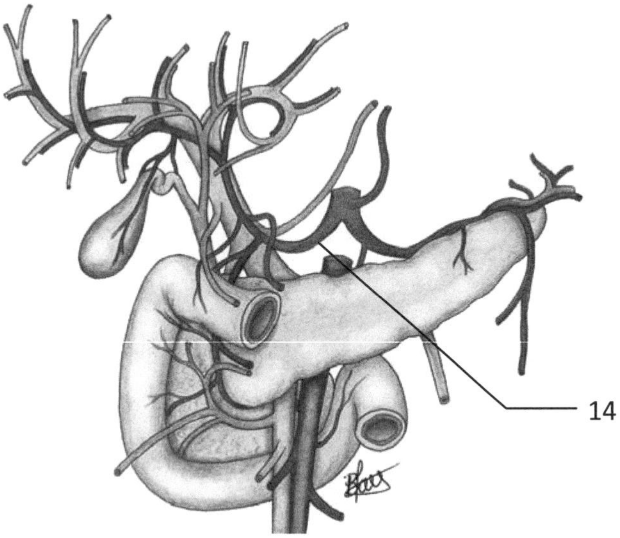

14. Vue antérieure du duodéno-pancréas et du pédicule hépatique

a. Artère gastroduodénale.
b. Artère gastrique gauche.
c. Artère gastrique droite.
d. Artère pancréatico-duodénale.
e. Artère hépatique commune.

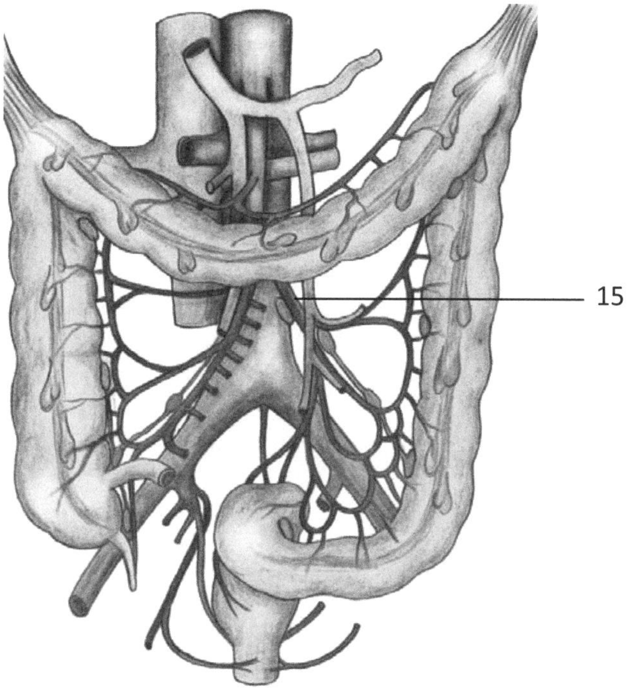

15. Vue générale antérieure du cadre colique

a. Artère colique gauche.
b. Artère colique descendante.
c. Artère colique moyenne.
d. Artère mésentérique inférieure.
e. Artère mésentérique supérieure.

De la question 16 à la question 20 : donner la ou les réponses justes.

16. À propos du péritoine, on peut dire que :

a. La zone dépéritonisée à la partie postérieure du foie s'appelle l'area nuda.
b. La bourse omentale est une cavité située en arrière de l'estomac.
c. L'artère mésentérique supérieure chemine dans la racine du mésentère.
d. L'estomac se situe dans le rétropéritoine.
e. Le ligament falciforme du foie est également appelé ligament de la veine cave (+).

17. À propos de l'estomac et de l'intestin grêle, on peut dire que :

a. Les artères droites sont des collatérales directes de l'artère mésentérique supérieure.
b. Les anses iléales sont orientées horizontalement.

c. La papille duodénale mineure est l'abouchement du conduit pancréatique accessoire.
d. La muqueuse duodénale présente des plis longitudinaux.
e. Le péristaltisme gastrique et la sécrétion acide sont sous dépendance vagale (+).

18. À propos du rectum et du canal anal, on peut dire que :

a. La fosse pararectale entoure le sphincter externe de l'anus.
b. La muqueuse rectale est soulevée par 3 plis longitudinaux.
c. La ligne ano-cutanée présente les colonnes anales.
d. Le sphincter interne de l'anus comporte une partie superficielle et une partie profonde.
e. Le fascia rectal est également le fascia de la partie postérieure de l'utérus (+).

19. À propos du foie, on peut dire que :

a. L'extrémité droite du foie est fixée à la paroi abdominale par un appendice fibreux.
b. Ayant une faible cohésion, le foie porte l'empreinte des organes voisins.
c. Le lobe carré se situe au niveau de la partie postérieure du lobe gauche.
d. La segmentation hépatique habituelle divise le foie en 10 segments.
e. À la partie postéro-supérieure du foie on trouve le récessus pleuro-hépatique (+).

20. À propos des annexes du tube digestif, on peut dire que :

a. La voie biliaire principale est constituée de la vésicule biliaire et du conduit cystique.
b. La vascularisation artérielle du foie est assurée par l'artère hépatique propre.
c. L'artère gastro-duodénale vascularise la tête du pancréas.
d. L'insuline et le glucagon sont les régulateurs de la glycémie.
e. Le cancer du pancréas provoque un envahissement très lent des structures avoisinantes (+).

Réponses

1. c

L'estomac effectue une double rotation : une rotation horaire autour d'un axe ventro-latéral et rotation autour d'un axe vertical le faisant passer d'une position sagittale à une position frontale.

Le tube digestif provient de l'entoblaste ; il existe un mésogastre ventral et il n'y a pas d'anse duodénale primitive.

2. b

Le pharynx permet la déglutition des aliments avec 2 éléments jouant le rôle de clapet : le voile du palais avec l'uvule palatine obturant les fosses nasales et l'épiglotte obturant la trachée ; les aliments sont ainsi guidés vers l'œsophage.

3. c

L'œsophage se compose de 4 tuniques de l'extérieur vers l'intérieur : le fascia œsophagien (ou le péritoine au niveau de la cavité abdominale), la musculeuse (avec une couche longitudinale et une couche circulaire), la sous-muqueuse et la muqueuse. La couche musculaire externe longitudinale donne l'aspect macroscopique de l'estomac.

4. d

La cavité péritonéale est un sac formé par une membrane séreuse : le péritoine pariétal qui émet un feuillet recouvrant les viscères, le péritoine viscéral.

La cavité abdominale est divisée en 2 parties : la grande cavité péritonéale (séparée en régions supra et infra mésocoliques) et la bourse omentale (en arrière de l'estomac et du petit omentum.

5. d

La paroi gastrique se compose de 4 tuniques : une séreuse (péritoine viscéral gastrique), une musculeuse (formée de 3 couches, longitudinale, circulaire et oblique), une sous-muqueuse et une muqueuse glandulaire (à sécrétion acide pour le corps et le fundus et alcaline pour l'antre.

6. a

Le duodénum, qui est fixe et partiellement péritonisé, forme un cadre moulé sur la tête du pancréas et se continue avec le jéjunum.

La partie descendante du duodénum (D2) reçoit la voie biliaire et le conduit pancréatique au niveau de la papille duodénale majeure ainsi que le conduit pancréatique accessoire au niveau de la papille duodénale mineure.

7. b

Le côlon droit ainsi que l'iléum et le jéjunum sont vascularisés par les vaisseaux mésentériques supérieurs.

Le côlon est parcouru par 3 bandelettes (2 pour le côlon sigmoïde) longitudinales ou ténias coliques qui sont des épaississements de la couche musculaire longitudinale (externe) présentant des appendices omentaux (amas graisseux).

8. c
La jonction recto-sigmoïdienne se projette au niveau de S3 et le rectum est partiellement péritonisé.
Il existe un sphincter lisse et la défécation est un phénomène parasympathique.

9. c
Le pédicule hépatique passe dans le ligament hépato-duodénal (qui est la réflexion du petit omentum autour du pédicule) et comprend la veine porte, l'artère hépatique propre et la voie biliaire principale.

10. e
L'unité métabolique hépatique est le lobule hépatique ou espace porte.
Le foie est encapsulé dans une tunique fibreuse qui se poursuit autour du pédicule hépatique en suivant chaque triade portale (veine, artère, ductule biliaire).

11. a
La voie biliaire principale se compose du conduit hépatique commun qui, après avoir reçu la voie biliaire accessoire (vésicule biliaire et conduit cystique) donne le conduit cholédoque qui s'abouche dans le duodénum.

12. a

13. b

14. e

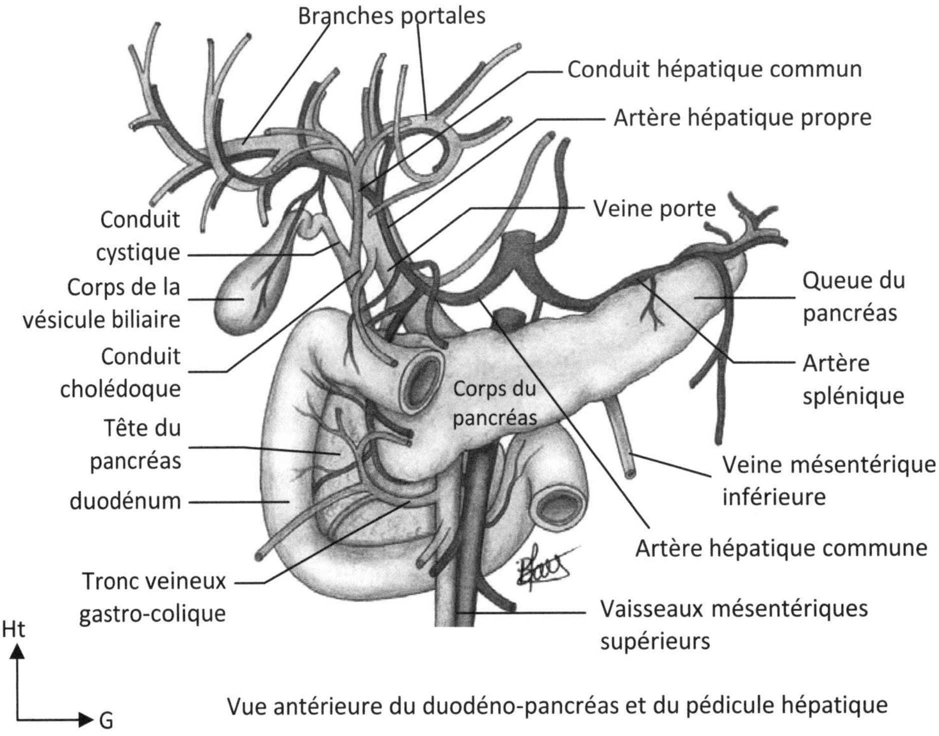

Vue antérieure du duodéno-pancréas et du pédicule hépatique

15. d

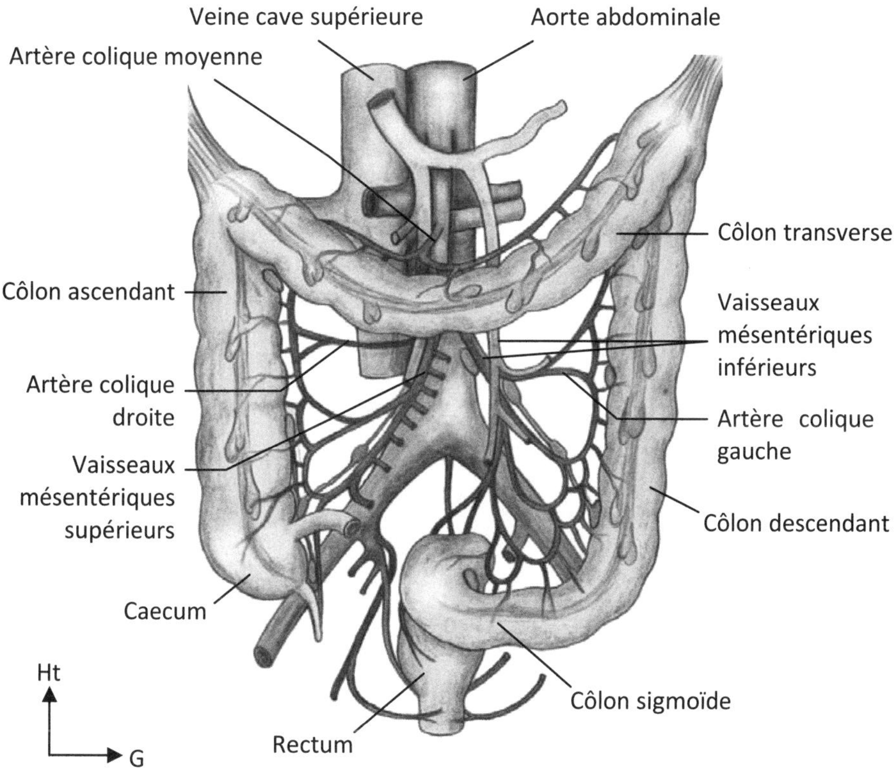

Vue générale antérieure du cadre colique

16. a, b, c

Les reins avec les glandes surrénales, la tête du pancréas avec le cadre duodénal, le corps du pancréas, la veine cave inférieure et l'aorte abdominale sont des organes rétropéritonéaux.

Le foie est maintenu à la paroi abdominale antérieure et au diaphragme thoraco-abdominal par le ligament falciforme et le ligament rond (qui descend jusqu'à l'ombilic ; il est également maintenu à la paroi abdominale postéro-latérale par le ligament coronaire du foie, les ligaments triangulaires et l'appendice fibreux.

17. c, e

Les anses jéjunales sont horizontales alors que les anses iléales sont verticales.

L'artère mésentérique supérieure émet des collatérales jéjunales et iléales qui s'anastomosent en formant des arcades desquelles partent les artères droites atteignant l'intestin.

18. d

Les fosses pararectales sont les récessus péritonéaux latéraux du rectum.

Les parties non péritonisées du rectum sont recouverte par le fascia rectal qui chez la femme encadre le septum recto-vaginal avec le fascia vaginal.

19. a, b

Les récessus existant entre le foie et le diaphragme thoraco-abdominal sont les récessus subphréniques droit et gauche.

La segmentation hépatique (selon Couinaud) divise le foie en 8 secteurs séparés par des fissures ou plans de dissection ayant une utilité en chirurgie.

20. b, c, d

Les cancers du pancréas sont des cancers graves car l'organe est profond et difficilement extirpable ; de plus la proximité des gros vaisseaux (ex. l'aorte abdominale) et des troncs lymphatiques expliquent l'envahissement rapide par les métastases.

Chapitre X : appareil uro-génital

De la question 1 à la question 8 : donner la réponse fausse.

1. À propos de l'organogénèse de l'appareil uro-génital, on peut dire que :

a. Au cours de la vie utérine 3 appareils rénaux différents se succèdent dans le temps.
b. Le rein définitif provient du métanéphros.
c. Le conduit mésonéphrique (de Wolff) dégénère chez la femme.
d. Les conduits paramésonéphriques (de Müller) donnent les voies génitales féminines.
e. Le cloaque participe à la formation de l'urètre et de la vessie, il est d'origine mésoblastique.

2. À propos de l'organogénèse de l'appareil uro-génital, on peut dire que :

a. La gonade primitive se développe en regard du mésonéphros.
b. L'utricule prostatique est un vestige du conduit paramésonéphrique.
c. Le testicule migre dans le scrotum attiré par le gubernaculum testis.
d. Lors de sa migration scrotale le testicule est accompagné par un processus péritonéal qui disparaitra complètement.
e. La chryptorchidie correspond a un arrêt de la migration du testicule (+).

3. À propos des reins, on peut dire que :

a. Les reins sont dans la grande cavité péritonéale.
b. Les reins se projettent entre T11 et L3.
c. Le rein droit est plus bas que le rein gauche.
d. Les reins sont coiffés par les glandes surrénales dont ils sont séparé par le septum inter-surréno-rénal.
e. L'unité fonctionnelle rénale est le néphron.

4. À propos des reins, on peut dire que :

a. Les reins sont entourés par une capsule fibreuse d'origine ectoblastique.
b. Les reins sont d'origine mésoblastique.
c. Le sinus rénal est creusé à l'intérieur du parenchyme rénal et contient des vaisseaux, les calices et le pelvis rénal.
d. La médulla rénale forme les pyramides rénales.
e. Le cortex rénal forme les colonnes rénales et la partie périphérique du rein.

5. À propos des reins, on peut dire que :

a. L'urine se déverse dans les calices mineurs par les conduits papillaires.
b. Les conduits papillaires s'ouvrent dans un calice mineur au niveau de l'aire criblée de la papille du calice.
c. Les calices majeurs sont au nombre de 12.
d. Les calices majeurs s'ouvrent dans le pelvis rénal.
e. L'uretère fait suite au pelvis rénal.

6. À propos des voies urinaires, on peut dire que :

a. L'uretère traverse la paroi vésicale obliquement ce qui constitue un montage naturel anti-reflux lors du remplissage de la vessie.
b. La vessie est un organe musculo-membraneux intrapéritonéal.
c. Le fundus de la vessie est postérieur.
d. La tunique moyenne de la vessie est musculaire et porte le nom de détrusor.
e. La vessie est innervée par les nerfs vésicaux issus du plexus hypogastrique inférieur.

7. À propos de l'urètre on peut dire que :

a. L'urètre prostatique présente une dilatation qui est le sinus prostatique.
b. Les 2 canaux éjaculateurs s'ouvrent au niveau du colliculus séminal dans l'urètre prostatique.
c. Le colliculus séminal se situe au niveau du sinus prostatique.
d. L'utricule prostatique est situé au-dessus du colliculus séminal.
e. L'urètre de l'homme présente 4 parties : l'urètre périnéal, l'urètre prostatique, l'urètre membranacé et l'urètre spongieux (+).

8. À propos de la prostate, on peut dire que :

a. Elle a la forme s'une châtaigne au toucher rectal.
b. Les adénomes prostatiques se développent au niveau de la prostate crâniale.
c. Les glandes séminales se situent en dessous de la prostate.
d. La prostate et les glandes séminales sont dans la loge prostatique.
e. La prostate est un organe myoglandulaire.

◗ De la question 9 à la question 11 : donner la réponse juste.

9. À propos du pénis, on peut dire que :

a. La racine du pénis est formée de 2 bulbes spongieux et des 2 piliers des corps caverneux.
b. Le gland du pénis est la partie distale des corps caverneux.
c. L'urètre présente la fosse naviculaire au niveau du gland du pénis.

d. La peau du pénis est l'élément de contention des corps érectiles.
e. L'érection pénienne est un phénomène musculaire.

10. À propos des ovaires, on peut dire que :

a. Chez la femme adulte la surface des ovaires porte les cicatrices des ovulations.
b. Les ovaires sont des organes extrapéritonéaux.
c. Les ovaires sont des organes intrapéritonéaux et péritonisés.
d. L'ovaire est formé d'un cortex dépourvu de médulla.
e. Le ligament rond amarre l'ovaire au pubis.

11. À propos de l'anatomie de l'appareil génital féminin, on peut dire que :

a. L'utérus est l'organe de la copulation.
b. Le corps de l'utérus est rétrofléchi et rétroversé.
c. Le fundus utérin s'abouche dans le vagin.
d. L'hymen se situe entre le vestibule du vagin et les petites lèvres de la vulve.
e. Les glandes vestibulaires majeures (de Bartholin) sécrètent, au niveau de la partie postérieure de l'orifice vaginal, un liquide lubrifiant.

De la question 12 à 14 : relations de cause à effet.

12. Il existe des utérus bifides et bicornes
parce qu'il peut y avoir une union incomplète des conduits mésonéphriques qui sont à l'origine des voies génitales féminines.

13. L'examen de l'hymen est habituel en médecine légale après une accusation de viol chez une femme vierge
parce que l'hymen présente les caroncules hyménéales après le 1er coït complet.

14. Dans les fractures et les disjonctions du pubis, l'urètre spongieux de l'homme est facilement sectionné
parce que cette portion de l'urètre est fixe.

dilatation, le sinus prostatique contenant le colliculus séminal), l'urètre membranacé (au niveau du diaphragme uro-génital) et l'urètre spongieux (qui suit le corps spongieux et présente 2 dilatations, le sinus bulbaire et la fosse naviculaire).
L'urètre féminin (environ 5 cm de long) s'étend du col vésical à la vulve, il est exclusivement urinaire et présente 3 parties : supra-diaphragmatique, diaphragmatique et infra-diaphragmatique.

8. c
Les ampoules des conduits déférents et les canaux éjaculateurs des glandes séminales (situées au-dessus de prostate) s'ouvrent dans l'urètre prostatique en arrière de la vessie à la partie supérieure de la prostate.

9. c
Le pénis est l'organe de la copulation ainsi que la voie terminale de la miction, il se compose de 3 parties : la racine formée du bulbe spongieux et des 2 piliers des corps caverneux, le corps formé par l'accolement des corps caverneux avec le corps spongieux et le gland qui est la partie distale du corps spongieux.
L'érection est un phénomène sous dépendance vasculaire (afflux sanguin artériel et retour veineux bloqué par le muscle compresseur de la veine dorsale profonde du pénis).

10. a
Les ovaires sont les seuls organes intrapéritonéaux et non péritonisés ce qui permet à l'ovule de pouvoir pénétrer dans la trompe (qui s'ouvre dans la cavité abdominale).
L'ovaire présente une tunique albuginée, un cortex contenant les follicules et une médulla dans laquelle cheminent vaisseaux et nerfs.
L'ovaire est amarré par le ligament suspenseur de l'ovaire (qui le relie à la paroi latérale du pelvis), le ligament propre de l'ovaire (qui le relie à la corne utérine) et le ligament infundibulo-ovarique (qui le relie à l'infundibulum tubaire).

11. e
L'utérus, organe de la nidation et de la gestation, se compose de 3 parties : le corps (avec le fundus utérin et les cornes utérines), l'isthme utérin et le col utérin faisant saillie dans le vagin.
L'utérus est normalement antéfléchi et antéversé ; il est maintenu (avec ses annexes) par des formations péritonéales ou ligaments larges et est amarré vers l'avant par le ligament rond (qui vient se perdre dans les grandes lèvres de la vulve).
L'hymen est à l'entrée du vagin.

12. c
Chez la femme c'est la fusion des conduits paramésonéphriques qui constitue dans un 1er temps le canal utéro-vaginal puis dans un 2e temps l'utérus ; si cette fusion est incomplète ou inexistante l'utérus sera bifide ou bicorne.

13. a

Le vagin s'ouvre dans le vestibule de la vulve où il est partiellement fermé par l'hymen chez la vierge.

L'hymen donne les caroncules hyménéales après le 1er coït complet puis les caroncules myrtiformes après le 1er accouchement.

14. e

En cas de fracture ou de disjonction pubienne, c'est la partie fixe de l'urètre qui pourra être sectionnée, c'est-à-dire l'urètre membranacé.

15. b

16. c

17. e

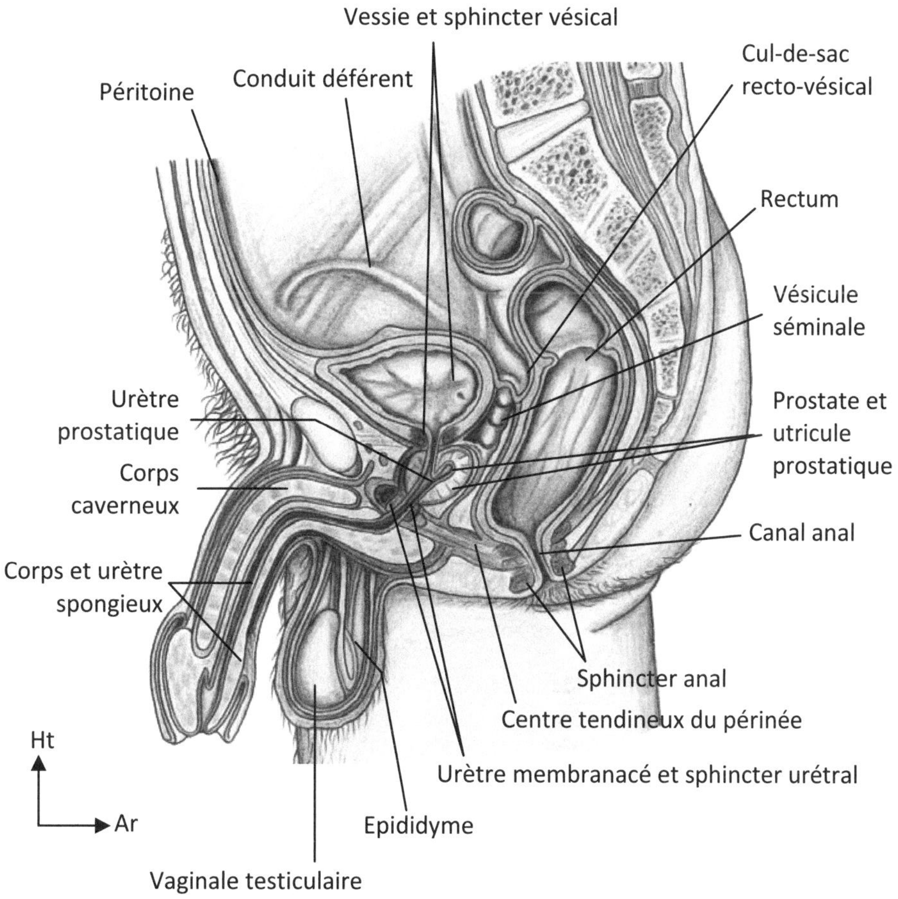

Coupe sagittale médiane du pelvis et du périnée de l'homme

18. e

19. c

20. e

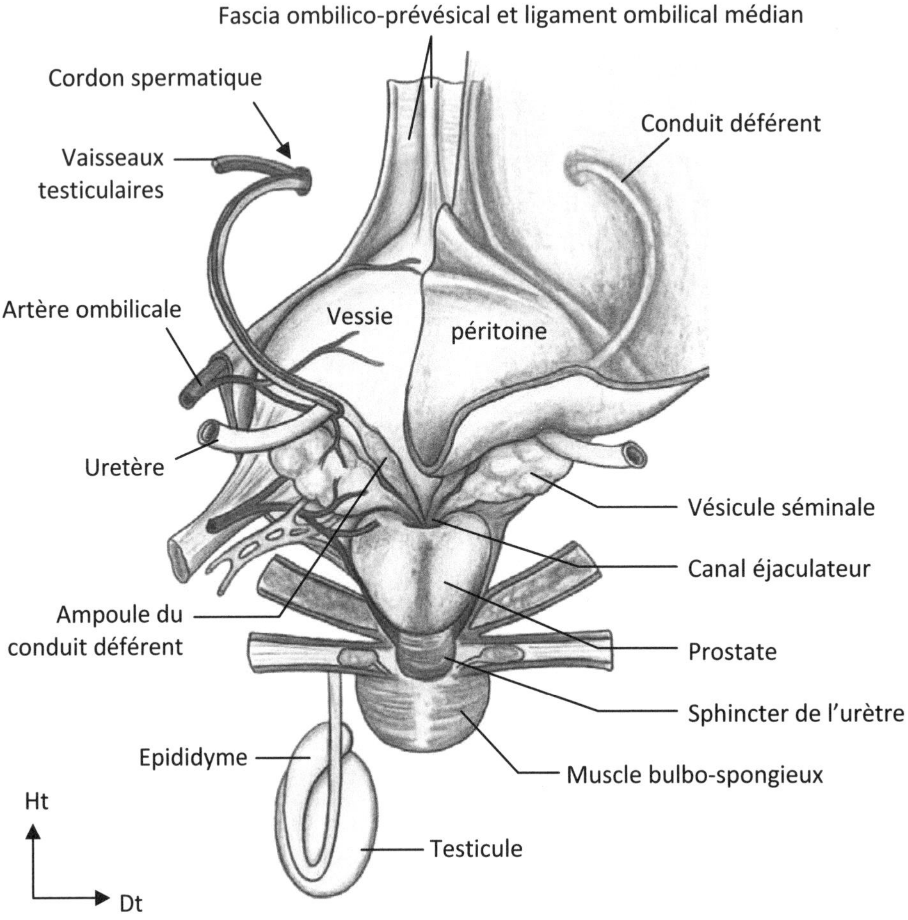

Vue postérieure des organes génitaux internes de l'homme

Chapitre XI : tête et cou

Question 1 : donner la réponse fausse.

1. L'une des structures suivantes ne représente pas une des limites du cou :

a. L'incisure jugulaire du sternum.
b. Le menton.
c. L'os hyoïde.
d. Le processus styloïde.
e. Le cartilage thyroïde.

De la question 2 à la question 7 : interprétation de schémas.

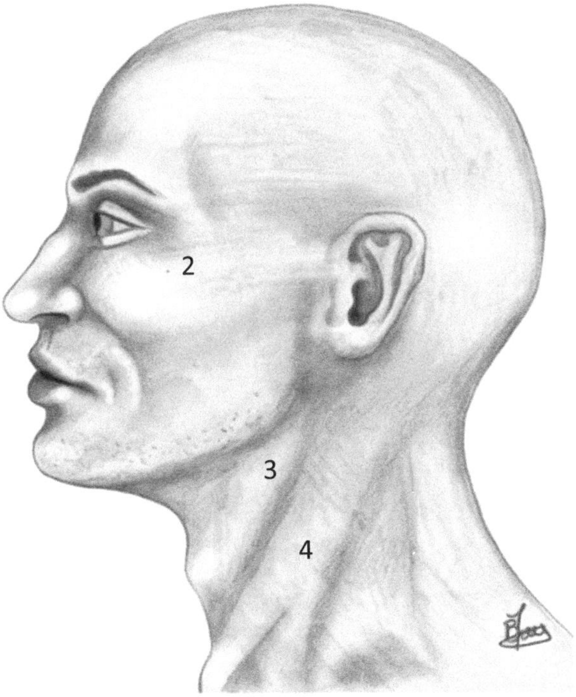

2. Anatomie de surface de la tête et du cou

a. Région zygomatique.
b. Région temporale.
c. Région parotidienne.
d. Région infra-orbitaire.
e. Région orbitaire.

3. Anatomie de surface de la tête et du cou

a. Trigone submandibulaire.
b. Région supra-hyoïdienne.
c. Région sous-hyoïdienne.
d. Région sterno-cléido-mastoïdienne.
e. Trigone carotidien.

4. Anatomie de surface de la tête et du cou

a. Trigone carotidien.
b. Région sterno-cléido-mastoïdienne.
c. Fosse supra-claviculaire.
d. Région de la nuque.
e. Trigone omo-trapézien.

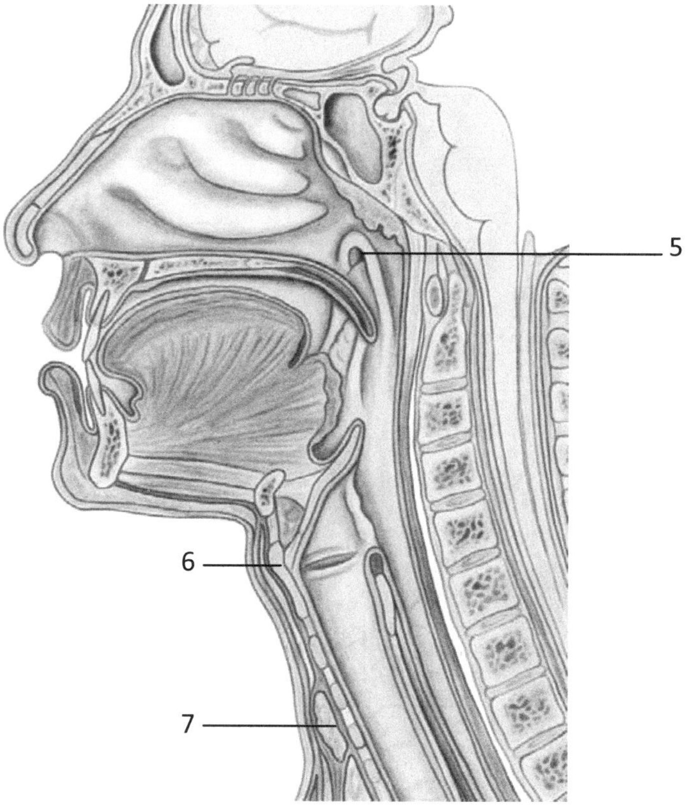

5. Coupe sagittale médiane de la tête et du cou

a. Ostium de la trompe auditive.
b. Paroi postérieure du naso-pharynx.
c. Oropharynx.
d. Tonsille palatine.
e. Récessus pharyngé.

6. Coupe sagittale médiane de la tête et du cou

a. Épiglotte.
b. Cartilage cricoïde.
c. Cartilage hyoïde.
d. Os hyoïde.
e. Cartilage thyroïde.

7. Coupe sagittale médiane de la tête et du cou

a. Glande parathyroïde.
b. Lobe latéral de la thyroïde.
c. Isthme de la thyroïde.
d. Thymus.
e. Tronc veineux brachio-céphalique droit.

De la question 8 à la question 10 : questions à choix multiples, donner la réponse qui contient toutes les propositions justes.

8. À propos des voies aériennes supérieures, on peut dire que :

1. Le sinus maxillaire s'ouvre au dessous du cornet moyen dans les fosses nasales.
2. L'épithélium des sinus se continue avec l'épithélium des fosses nasales.
3. L'épithélium des sinus et des fosses nasales est un épithélium cilié tapissé de mucus.
4. La tonsille pharyngienne se trouve en arrière de la cavité orale.
5. Les choanes sont les orifices antérieurs des fosses nasales.

A. 1-2-3-4-5 B. 1-2-4-5 C. 3-4-5 D. 1-2-3-4 E. 1-2-3

9. À propos de la denture, on peut dire que :

1. Les dents déciduales sont au nombre de 20.
2. Les molaires permanentes sont au nombre de 12.
3. Selon la nomenclature internationale de l'OMS, les dents sont numérotées sur les 4 hémiarcades.
4. Selon la nomenclature internationale de l'OMS, la 1re incisive de l'arcade maxillaire droite est la dent 11.
5. Selon la nomenclature internationale de l'OMS, la canine de l'arcade maxillaire gauche est la dent 33 (+).

A. 1-2-3-4-5 B. 2-3-4-5 C. 2-3-4 D. 3-4-5 E. 1-2-3-4

10. À propos de l'innervation et de la vascularisation de la tête et du cou, on peut dire que :

1. Les téguments de la joue sont innervés par le nerf maxillaire, branche du nerf trijumeau.

2. Les muscles peauciers de la face sont innervés par la 7e paire de nerfs crâniens.
3. Les nerfs phonatoires principaux sont les nerfs laryngés inférieurs ou nerfs récurrents.
4. Les veines de la tête et du cou se jettent essentiellement dans les veines subclavières.
5. La face est essentiellement vascularisée par les rameaux de l'artère carotide externe alors que l'encéphale est vascularisé par les artères carotides internes et vertébrales.

A. 1-2-3 B. 1-2-3-4 C. 1-2-3-4-5 D. 2-3-4-5 E. 3-4-5

De la question 11 à la question 15 : donner la réponse juste.

11. À propos des os du crâne, on peut dire que :

a. La mandibule s'articule avec le sphénoïde.
b. La ligne temporale supérieure correspond à l'insertion du fascia temporal.
c. L'os temporal fait partie de la face osseuse.
d. Le vomer sépare les cornets nasaux supérieurs.
e. La lame criblée de l'ethmoïde est en rapport avec la fosse cérébrale moyenne (+).

12. À propos des muscles de la tête, on peut dire que :

a. Le muscle frontal est en continuité directe avec le muscle occipital.
b. Tous les muscles du visage s'insèrent sur les os du massif facial.
c. Le muscle buccinateur est un muscle nasal.
d. Le muscle temporal n'est d'aucune utilité chez l'homme.
e. Le muscle masséter est un muscle occlusif (+).

13. À propos du cou, on peut dire que :

a. Les branches du plexus cervical émergent à la superficie du cou au niveau de la partie postérieure du muscle sterno-cléido-mastoïdien.
b. La veine jugulaire externe est rétro-auriculaire avant d'arriver au niveau du cou.
c. Les racines du plexus brachiales passent entre les muscles scalène moyen et scalène postérieur.
d. Le tronc orthosympathique descend à la face antérieure de la gaine carotidienne.
e. La bifurcation carotidienne se projette au niveau de T1 (+).

14. À propos de la face, on peut dire que :

a. Les muscles de la face sont innervés essentiellement par les branches du nerf mandibulaire.
b. La dissection de la glande parotide est rendue délicate du fait de ses rapports vasculo-nerveux.
c. Le conduit parotidien s'ouvre au niveau de l'oropharynx.
d. L'artère faciale se termine par 3 branches au niveau du sillon naso-génien.
e. On compte 4 muscles orbiculaires au niveau de la face (+).

15. À propos des rapports de l'artère carotide interne, on peut dire que :

a. Elle pénètre dans le crâne en arrière de la veine jugulaire interne.
b. En pénétrant dans le crâne elle donne directement une portion cérébrale rectiligne.
c. Elle naît à l'arrière de la branche de la mandibule.
d. Elle passe au niveau du foramen déchiré.
e. Elle entretient des rapports étroits avec le sinus sigmoïde (+).

7. c

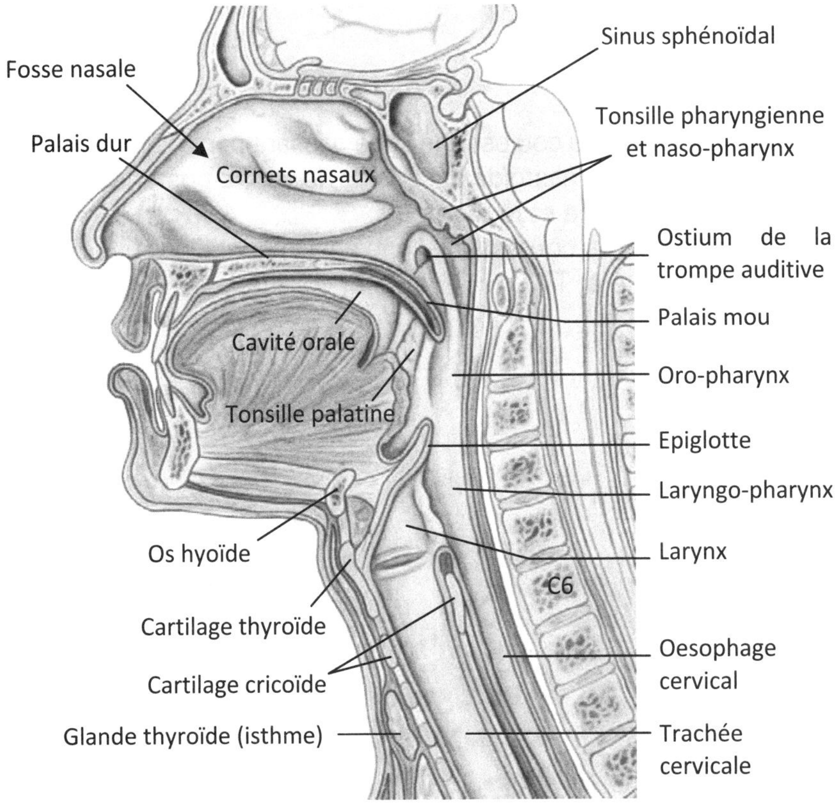

Coupe sagittale médiane de la tête et du cou

8. E
La tonsille pharyngienne se situe à la partie postérieure des fosses nasales sous le corps de l'os sphénoïde.
Les choanes sont l'orifice postérieur des fosses nasales.

9. E
La nomenclature internationale de l'OMS numérote les hémiarcades de 1 à 4 de haut en bas et de droite à gauche pour les dents définitives (de 5 à 8 pour les dents déciduales) ; chaque dent est ensuite numérotée de 1 à 7 de la 1re incisive à la dernière molaire.

10. C

11. b
Le condyle mandibulaire s'articule avec l'os temporal au niveau de la fosse mandibulaire.
L'ethmoïde se compose de la lame criblée, formant le toit des fosses nasales (et étant en rapport avec la fosse cérébrale antérieure), de 2 masses latérales (labyrinthes ethmoïdaux et cornets nasaux supérieurs et moyens) séparées médialement par la lame perpendiculaire.

12. e

En dehors des muscles compris dans les cavités naturelles de la face, on distingue 2 groupes musculaires au niveau de la tête : le groupe des muscles masticateurs (muscles temporal, masséter et ptérygoïdiens) responsables des mouvements de la mandibule et innervés par le nerf mandibulaire et le système musculo-aponévrotique superficiel (SMAS) composé de muscles peauciers ou cutanés responsables de la mimique et innervés par le nerf facial.

La calvaria est recouverte par la galéa aponévrotique tendue entre les muscles frontaux et occipitaux.

13. a

La veine jugulaire externe naît au niveau du col de la mandibule (des veines temporales superficielles et maxillaire) et traverse la glande parotide (à l'intérieur de laquelle elle entretient des rapports étroits avec le nerf facial et l'artère carotide externe) pour ensuite surcroiser le muscle sterno-cléido-mastoïdien et se jeter dans la veine subclavière.

La bifurcation carotidienne se projette au niveau de la partie supérieure du cartilage thyroïde (C4-C5).

14. b

Le conduit parotidien s'ouvre dans la cavité orale en regard de la 2e molaire supérieure après avoir perforé le muscle buccinateur.

L'artère faciale se termine dans l'angle médial des paupières par l'artère angulaire qui s'anastomose avec l'artère dorsale du nez (branche terminale de l'artère ophtalmique).

15. d

L'artère carotide interne naît de la bifurcation carotidienne et pénètre la base du crâne par le canal carotidien (partie pétreuse) puis se poursuit dans le sinus caverneux (partie caverneuse) avant d'aborder le cerveau (partie cérébrale) et se diviser en branches terminales.

16. c

17. e

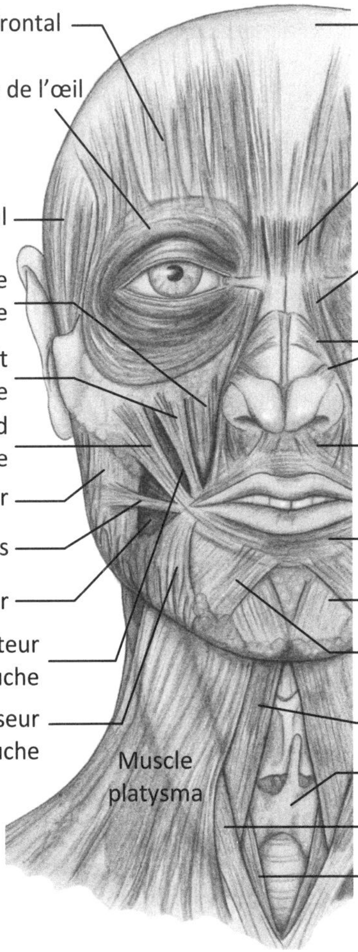

Muscle de la tête et du cou sur une vue antérieure

18. d

19. a

20. e

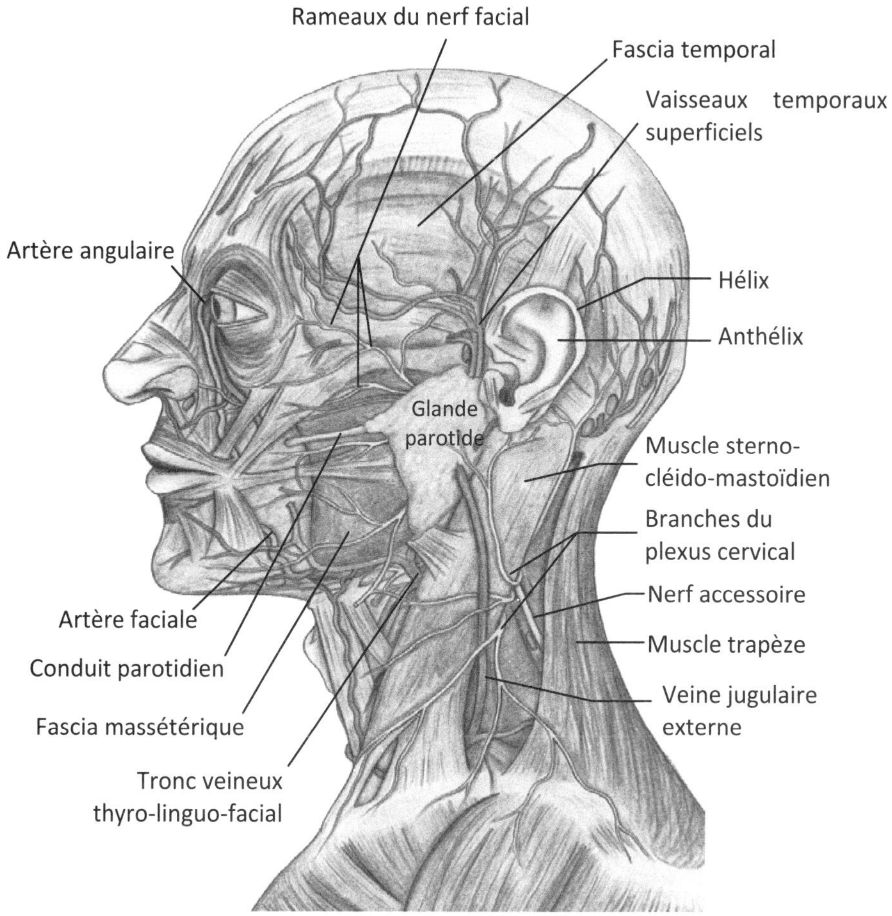

Plan superficiel de la tête et du cou sur une vue latérale

4. À propos de l'évolution de la face, du crâne et du cerveau de l'homme, on peut dire que :

a. Le menton est propre à l'homo sapiens.
b. Dans le genre homo, le lobe frontal se situe au-dessus de la cavité orbitaire et de ce fait la taille du sinus frontal est réduite chez l'homme actuel.
c. La plicature de l'encéphale rend compte de la verticalisation du clivus (diminution de l'angle sphéno-occipital) et de l'horizontalisation du foramen magnum.
d. Chez certains singes existe une crête osseuse sagittale au sommet du crâne donnant insertion au muscle temporal ; cette crête est retrouvée chez les hommes anciens (genre homo).
e. Le corps de la mandibule de l'homme est ouvert en forme de U et permet les mouvements de la langue alors que les singes ont un corps mandibulaire plus fermé et massif.

5. À propos de l'évolution du cerveau, on peut dire que :

a. Chez la plupart des mammifères la surface corticale occupée par les aires visuelles est moins importante que la surface corticale occupée par les aires olfactives.
b. La taille du lobe frontal reste stable chez les hommes fossiles (de l'homo habilis à l'homo sapiens).
c. Le poids relatif du cerveau des mammifères est fonction de l'intelligence et de la taille de l'espèce.
d. La notion de poids relatif du cerveau est plus importante que le poids brut du cerveau pour comprendre l'anatomie comparée et l'évolution.
e. L'homme est un mammifère gyrencéphale parce que son cortex cérébral comprend de nombreuses circonvolutions.

6. À propos des caractéristiques du squelette humain dues à la station érigée, on peut dire que :

a. Le foramen magnum regarde en bas et en arrière sur l'homme en position de référence anatomique.
b. Le pied de l'homme est osseux, le 1er orteil est rapproché du 2e alors que chez le singe le 1er orteil est préhensif et éloigné du 2e.
c. Le membre supérieur est proportionnellement plus court et plus gracile chez l'homme que chez le singe.
d. La scapula est plus postérieure et plus frontale chez l'homme que chez le singe.
e. Le centre de gravité du corps se projette à l'aplomb des articulations de la hanche, du genou et de l'articulation talo-crurale chez l'homme en position de référence anatomique.

7. À propos de l'évolution du crâne et du cerveau, on peut dire que :

a. L'homme actuel est un mammifère microsmatique.
b. Le lobe frontal des singes présente le même développement des aires associatives que le lobe frontal de l'homme.
c. Le tronc cérébral de l'homme actuel est plus vertical que celui des singes.
d. L'homme est un primate vertical, à la vision développée, ayant un cerveau de taille supérieure à celle du cerveau des plus grands singes, il a une pensée conceptuelle.
e. Les singes utilisent des outils, ont un langage, ils n'ont pas de pensée conceptuelle et leur cerveau a une surface corticale inférieure à 2500 cm^2.

8. À propos de l'anatomie comparée de l'appareil locomoteur, on peut dire que :

a. Le rachis des quadrupèdes présente 2 courbures, cervicale et thoraco-lombale.
b. Le rachis de l'homme est comparable au mat d'un navire dont la grande vergue est représentée par la cage thoracique.
c. Les membres des mammifères sont construits selon le même schéma.
d. L'autopode (main ou pied) des mammifères présente les plus grandes variations en fonction de la locomotion et de la préhension.
e. Les équidés marchent sur un doigt unique.

9. À propos de l'anatomie comparée de l'appareil respiratoire, on peut dire que :

a. L'appareil respiratoire des amphibiens est branchial chez la larve, elle est en général pulmonaire et cutanée chez l'amphibien adulte.
b. Les dyspneutes sont des poissons qui ont des branchies et des poumons.
c. Chez les oiseaux existent des sacs aériens dont l'intérêt est l'allègement de l'animal car ils ne participent pas à la ventilation.
d. Chez les oiseaux le battement des ailes est un élément important de la mécanique respiratoire.
e. Les cétacés présentent des évents à la partie supérieure de la tête.

10. À propos de l'anatomie comparée de l'appareil cardio-vasculaire on peut dire que :

a. Chez les poissons le cœur est tubulaire comme au 1er stade de développement du cœur humain.
b. Chez les reptiles le cœur présente en général 2 atriums et une cavité ventriculaire unique.
c. Chez les crocodiliens existe un cœur à 4 cavités.
d. Chez les oiseaux le cœur est à 3 cavités avec un seul arc aortique.
e. Les poissons et les amphibiens ont un système porte hépatique et un système porte rénal.

De la question 11 à la question 12 : relations de cause à effet.

11. Chez l'homme, en pathologie, on appelle équinisme une déformation du pied en flexion plantaire avec appui antérieur exclusif lors de la marche
parce que chez le cheval le rachis thoraco-lombaire présente une courbure unique à concavité inférieure.

12. Il existe parfois chez la femme une malformation que l'on appelle utérus bicorne
parce que chez les mammifères on retrouve naturellement des utérus duplexe, bipartite, bicorne et simplex.

Réponses

1. d

Les mammifères sont caractérisés par un développement dans l'amnios, la présence de poils, l'homéothermie, les glandes mammaires, un crâne comportant une articulation temporo-mandibulaire.

2. d

En-dehors de l'homme, les primates ont une activité sexuelle répondant à une périodicité.

3. d

Avec l'apparition de la station érigée, la grande incisure ischiatique est devenue plus profonde afin de permettre le passage correct du nerf ischiatique.

4. d

L'augmentation du volume crânien chez les ancêtres de l'homme actuel a rendu inutile le fait d'avoir un muscle temporal s'insérant sur une crête osseuse au sommet du crâne

5. b

La poussée du lobe frontale s'est accrue chez les ancêtres de l'homme jusqu'à atteindre sa taille actuelle, effaçant ainsi le torus supra-orbitaire qui existait encore chez l'homme de néandertal.

6. a

Sur le crâne de l'homme actuel, le foramen magnum est horizontal et ne regarde plus en arrière suite à l'adoption d'une station érigée parfaite.

7. b

Le développement du lobe frontal chez l'homme a permis le développement des aires associatives qui sont le reflet de l'intelligence.

8. b

De face, le rachis humain peut être comparé au mât d'un bateau dont la grande vergue serait la ceinture scapulaire et la coque la ceinture pelvienne.

9. c

Les sacs aériens de l'appareil pulmonaire des oiseaux sont des prolongements bronchiques et permettent, en plus d'un gain de légèreté, l'augmentation de la ventilation pulmonaire.

10. d

C'est avec les oiseaux que le cœur devient parfaitement cloisonné et quadricavitaire avec un seul arc aortique.

11. b

12. b

Deuxième partie

Anatomie de la tête et du cou

c. l'os sphénoïde par sa petite aile et sa grande aile.
d. le maxillaire.
e. l'os zygomatique.

6. À propos de la cavité orbitaire, on peut dire que :

a. Elle a la forme d'un cube allongé d'avant en arrière.
b. Son grand axe est oblique en avant et en dehors.
c. Son grand axe est oblique en arrière et en dedans.
d. Le canal optique est taillé dans la petite aile du sphénoïde.
e. L'orifice du canal lacrymo-nasal se situe au niveau de l'angle inféro-interne de la base de l'orbite.

7. À propos des fosses nasales on peut dire que :

a. La cloison médiane est formée par le vomer, la lame perpendiculaire de l'ethmoïde et le cartilage septal.
b. La paroi supérieure est formée par l'os nasal, l'os frontal, la lame criblée du sphénoïde et le corps du sphénoïde.
c. Les parois latérales sont formées par l'ethmoïde, l'os palatin, l'os lacrymal, le maxillaire et le cornet inférieur.
d. 3 cornets sont visibles sur chaque paroi latérale.
e. Les fosses nasales communiquent avec le naso-pharynx par les choanes.

8. À propos des nerfs du cou, on peut dire que :

a. Le nerf phrénique naît du rameau antérieur du 4e nerf spinal cervical.
b. Le nerf phrénique chemine entre le muscle scalène antérieur et le muscle scalène moyen sur tout son trajet cervical.
c. Le ganglion stellaire se situe en avant du col de la 1re côte.
d. Le ganglion stellaire se situe au niveau de la fosse supra-claviculaire dans une fossette supra et rétro-pleurale au fond du puits scaléno-vertébral.
e. Le ganglion stellaire est souvent perforé par l'artère vertébrale.

9. À propos de la fosse supra-claviculaire, on peut dire que :

a. La veine subclavière est en arrière de l'artère subclavière.
b. Le fond de la région supra-claviculaire est constitué par le dôme pleural (apex pulmonaire).
c. 3 anses nerveuses passent sous l'artère subclavière droite : l'anse subclavière du ganglion stellaire, le nerf laryngé inférieur et l'anastomose entre le ganglion stellaire et le nerf phrénique.
d. Le conduit thoracique rejoint, à gauche, le confluent jugulo-subclavier.
e. Le tronc primaire inférieur du plexus brachial est en rapport avec le dôme pleural.

10. À propos des vaisseaux du cou, on peut dire que :

a. La région bicarotidienne se situe en regard de C2.
b. L'artère thyroïdienne inférieure décrit une 1re crosse à concavité inférieure et une 2e crosse à concavité supérieure.
c. L'artère vertébrale naît de l'artère subclavière.
d. L'artère vertébrale pénètre dans le canal transversaire en C6.
e. La veine vertébrale sort du canal transversaire en C7.

11. À propos de l'axe jugulo-carotidien, on peut dire que :

a. La veine jugulaire interne naît au niveau du foramen jugulaire de la base du crâne.
b. La veine jugulaire interne se place en dehors de l'artère carotide interne et de l'artère carotide commune.
c. L'artère carotide commune et la veine jugulaire interne sont accolées et enveloppée dans une gaine vasculaire.
d. Le nerf vague passe dans l'angle dièdre antérieur de l'axe jugulo-carotidien.
e. Une lame lymphatique passe en dehors de la veine jugulaire interne.

12. À propos des nerfs et formations nerveuses de la gorge, on peut dire que :

a. Le tronc sympathique cervical chemine en avant des muscles pré-vertébraux.
b. L'anse cervicale provient du plexus cervical.
c. Le glomus carotidien se situe en avant de l'artère carotide externe.
d. Le nerf laryngé inférieur (récurrent) est plus vertical à gauche qu'à droite.
e. Les nerfs laryngés inférieurs sont les nerfs moteurs du larynx.

13. À propos de la charpente cartilagineuse du larynx, on peut dire que :

a. Le cartilage thyroïde répond en avant à l'isthme de la glande thyroïde.
b. Le cartilage thyroïde est formé par 2 lames formant un angle de 90° ouvert en arrière.
c. Le cartilage thyroïde comprend 4 cornes : 2 supérieures et 2 inférieures.
d. Les cartilages arythénoïdes reposent par leur base sur le cartilage cricoïde.
e. Le cartilage cricoïde a la forme d'un anneau de bague dont le chaton est postérieur.

14. À propos de la glande thyroïde, on peut dire que :

a. Elle est rattachée à l'axe aérien par des ligaments thyro-trachéaux.
b. Elle a la forme d'un papillon avec 2 lobes, un isthme et parfois un 3e lobe, le lobe pyramidal.
c. La glande thyroïde est vascularisée par 4 à 5 artères.
d. L'artère thyroïdienne inférieure naît de l'artère carotide commune.
e. L'artère thyroïdienne supérieure naît de l'artère carotide externe.

15. À propos des glandes thyroïde et parathyroïdes, on peut dire que :

a. Les glandes parathyroïdes se situent généralement en arrière de la glande thyroïde.
b. La glande thyroïde est mobile lors de la déglutition.
c. Le nerf laryngé inférieur gauche se situe dans l'angle postérieur formé par l'œsophage et la trachée.
d. Le drainage lymphatique de la glande thyroïde rejoint la chaine lymphatique jugulaire interne et la chaine lymphatique laryngée inférieure.
e. L'augmentation pathologique du volume des glandes parathyroïdes s'appelle le goitre.

16. À propos des nerfs laryngés, on peut dire que :

a. Le nerf laryngé supérieur est issu du ganglion inférieur du nerf vague.
b. Le nerf laryngé inférieur est issu du tronc du nerf vague.
c. Le nerf laryngé supérieur est essentiellement sensitif mais innerve également le muscle crico-thyroïdien.
d. Le contingent phonatoire du nerf vague provient du nerf accessoire.
e. Le nerf accessoire possède un contingent phonatoire et un contingent oculogyre pour les muscles extrinsèques de l'œil.

17. À propos du pharynx, on peut dire que :

a. C'est une gouttière musculaire à concavité antérieure.
b. Il est innervé par la 12e paire de nerfs crâniens.
c. Il se continue avec l'œsophage.
d. L'aditus de l'œsophage se situe en regard de la 6e vertèbre cervicale.
e. Le pharynx est constitué par 3 muscles constricteurs, le fascia bucco-pharyngé et une muqueuse.

De la question 18 à la question 20 : donner la réponse juste.

18. À propos de l'articulation temporo-mandibulaire, on peut dire que :

a. C'est une articulation trochléenne.
b. Le col de la mandibule est intra-articulaire.
c. Il existe un fibrocartilage intra-articulaire qui a souvent la forme d'un disque.
d. La surface articulaire temporale se situe au dessous du méat auditif externe.
e. La capsule articulaire n'est pas renforcée par des ligaments collatéraux.

19. À propos de l'articulation temporo-mandibulaire, on peut dire que :

a. Lors de l'ouverture de la bouche la surface articulaire mandibulaire recule.
b. Lors de l'ouverture de la bouche la surface articulaire mandibulaire glisse contre le disque intra-articulaire.
c. Dans l'ouverture forcée de la bouche la surface articulaire mandibulaire peut facilement se luxer et rester bloquée en arrière.
d. Lors de l'occlusion la surface articulaire mandibulaire est calée en avant dans la fosse mandibulaire.
e. Le muscle temporal est le seul muscle occlusif.

20. À propos de l'espace rétro-stylien, on peut dire que :

a. Il se situe à la partie basse du cou.
b. Il contient l'artère carotide externe et la veine jugulaire externe.
c. Il contient la partie supérieure du plexus brachial.
d. Il contient le ganglion sympathique cervical moyen.
e. Il contient les nerfs crâniens XII, IX, X et XI.

De la question 21 à la question 35 : interprétation de schémas.

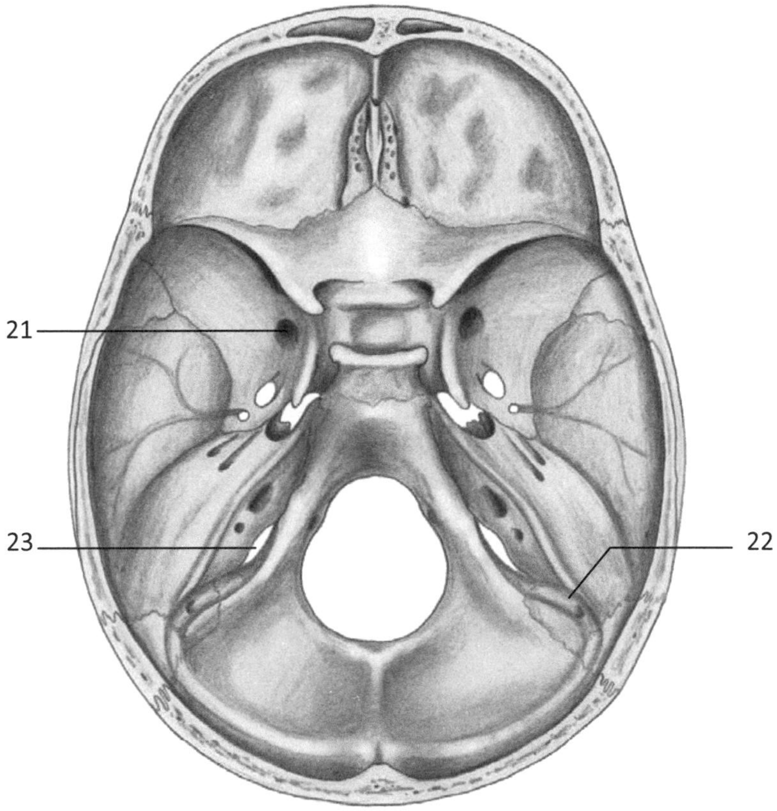

21. Vue endocrânienne de la base du crâne

a. Canal optique.
b. Foramen ovale.
c. Foramen rond.
d. Foramen épineux.
e. Méat acoustique interne.

22. Vue endocrânienne de la base du crâne

a. Sillon carotidien.
b. Fissure orbitaire supérieure.
c. Lame criblée de l'ethmoïde.
d. Sillon du sinus sigmoïde.
e. sillon du sinus transverse.

23. Vue endocrânienne de la base du crâne.
Parmi ces éléments, lesquels trouve t-on au niveau de ce foramen ?

a. Nerf optique.
b. Nerf vague.
c. Nerf hypoglosse.
d. Sinus pétreux supérieur.
e. Nerf accessoire.

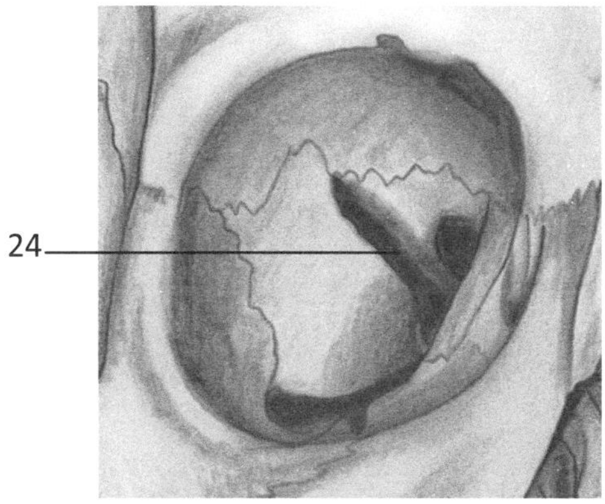

24. Vue antérieure de l'orbite droite
Parmi ces éléments, lesquels trouve t-on au niveau de ce foramen ?

a. Nerf maxillaire.
b. Nerf mandibulaire.
c. Nerf oculomoteur.
d. Veine ophtalmique supérieure.
e. Rameau sympathique du ganglion ciliaire.

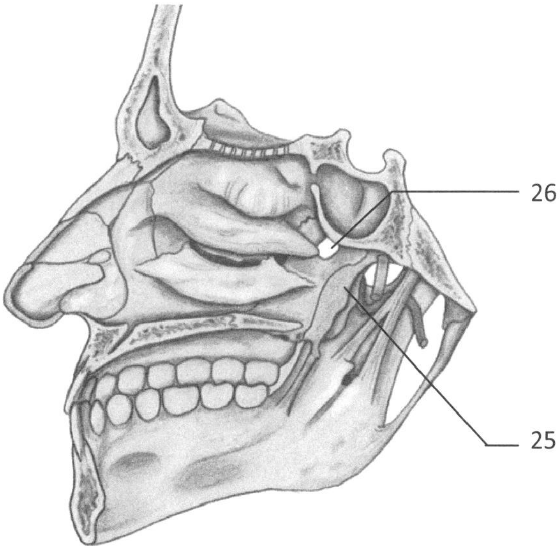

25. Vue médiale de la paroi latérale des fosses nasales

a. Nerf mandibulaire.
b. Lame médiale du processus ptérygoïde.
c. Selle turcique.
d. Lame perpendiculaire de l'os palatin.
e. Crista galli.

26. Vue médiale de la paroi latérale des fosses nasales

a. Foramen sphéno-palatin.
b. Foramen mandibulaire.
c. Entrée du sinus maxillaire.
d. Sinus sphénoïdal.
e. Foramen grand palatin.

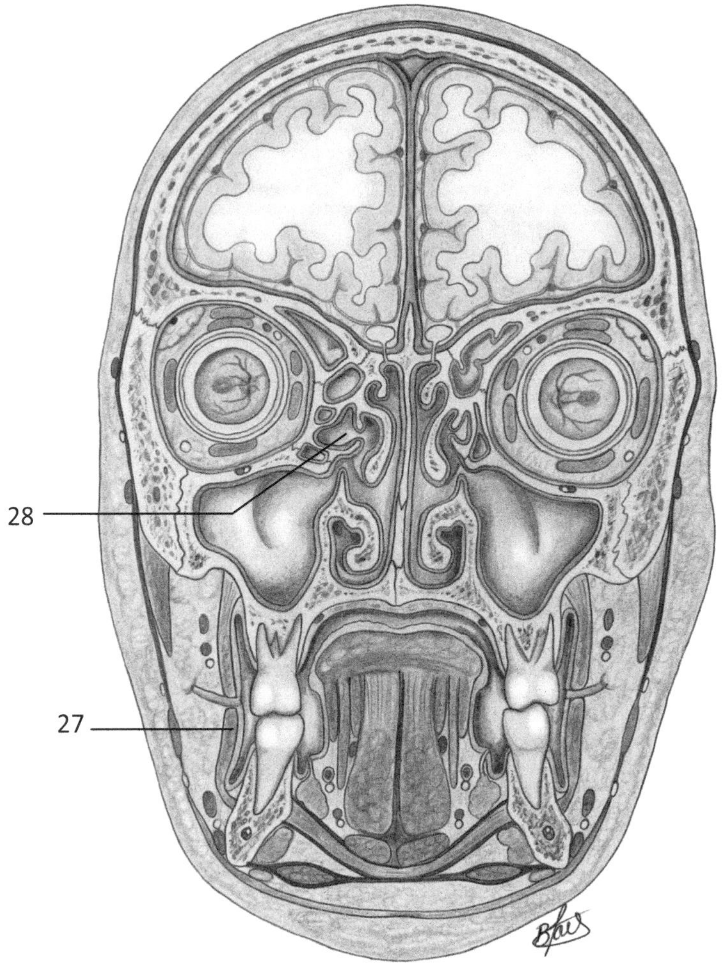

27. Coupe frontale de la face (vue antérieure)

a. Muscle masséter.
b. Muscle buccinateur.
c. Muscle mylo-hyoïdien.
d. Muscle platysma.
e. Muscle génio-hyoïdien.

28. Coupe frontale de la face (vue antérieure)

a. Sinus sagittal supérieur.
b. Sinus frontal.
c. Sinus ethmoïdal.
d. Sinus sagittal inférieur.
e. Sinus transverse.

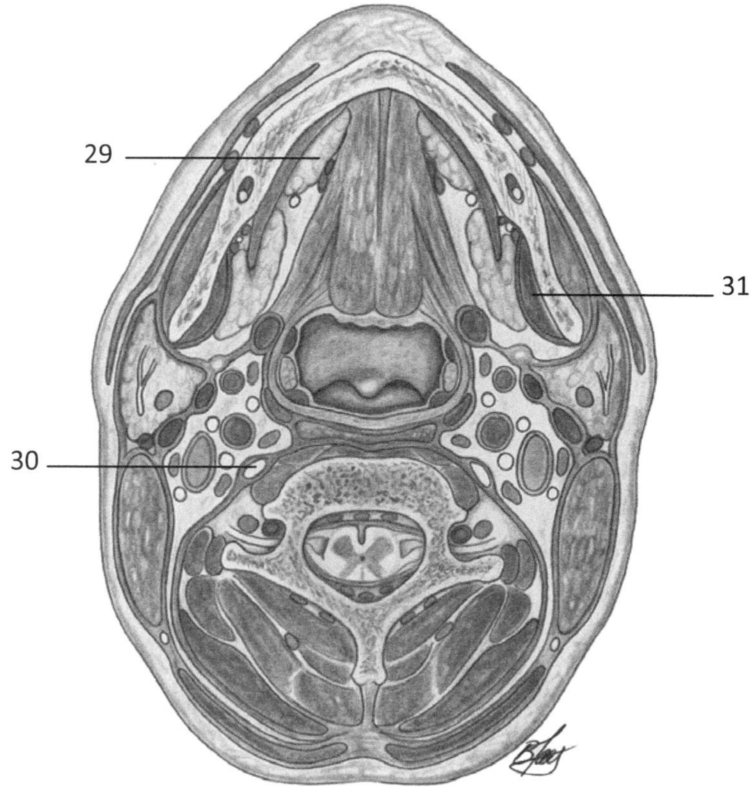

29. Coupe horizontale en C2 (vue inférieure)

a. Glande submandibulaire.
b. Glande parotide.
c. Glande sublinguale.
d. Glande thyroïde.
e. Glande lacrymale.

30. Coupe horizontale en C2 (vue inférieure)

a. Nerf phrénique.
b. Tronc sympathique.
c. Nerf vague.
d. Nerf glosso-pharyngien.
e. Nerf accessoire.

31. Coupe horizontale en C2 (vue inférieure)

a. Muscle sterno-cléido-mastoïdien.
b. Muscle masséter.
c. Muscle mylo-hyoïdien.
d. Muscle pérygoïdien médial.
e. Muscles prévertébraux.

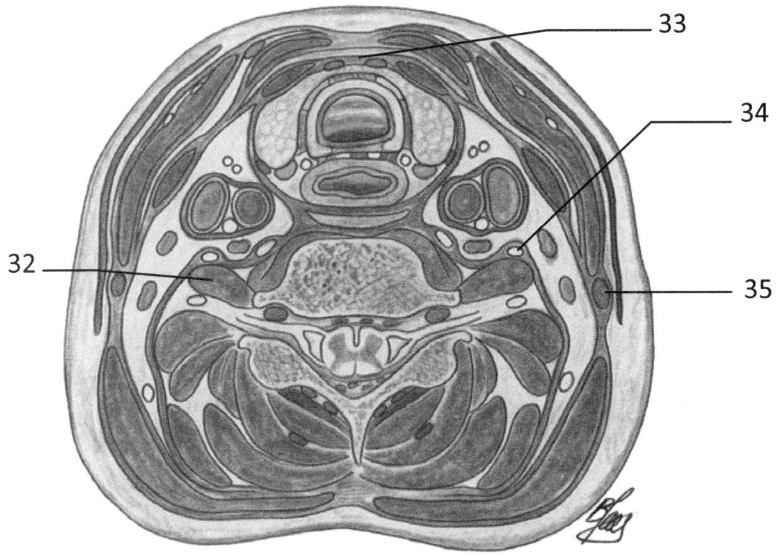

32. Coupe horizontale en C7 (vue inférieure)

a. Muscle platysma.
b. Muscle trapèze.
c. Muscle splénius.
d. Muscle sterno-cléido-mastoïdien.
e. Muscle scalène antérieur.

33. Coupe horizontale en C2 (vue inférieure)

a. Lame superficielle du fascia cervical.
b. Lame prétrachéale du fascia cervical.
c. Lame prévertébrale du fascia cervical.
d. Fascia bucco-pharyngien.
e. Fascia sterno-cléido-mastoïdien.

34. Coupe horizontale en C2 (vue inférieure)

a. Nerf phrénique.
b. Tronc sympathique.
c. Nerf accessoire.
d. Nerfs cardiaques.
e. Nerf laryngé récurrent.

35. Coupe horizontale en C2 (vue inférieure)

a. Veine jugulaire interne.
b. Veine jugulaire externe.
c. Veine jugulaire antérieure.
d. Veine vertébrale.
e. Veine thyroïdienne supérieure.

Réponses

1. d

Chaque os temporal s'articule avec le sphénoïde, l'os occipital, l'os zygomatique, l'os pariétal et la mandibule.

2. e

En ce qui concerne les vertèbres cervicales de C3 à C6 on peut dire qu'elles présentent un corps quadrangulaire, un foramen vertébral triangulaire à base antérieure et un processus épineux bifide.

3. c

Les processus articulaires supérieurs de C2 s'articulent avec les surfaces articulaires inférieures des masses latérales de C1.

L'atlas ne possède pas de corps mais un arc antérieur et un arc postérieur.

4. c

On retiendra ici que les masses latérales de l'atlas sont contournées en arrière par la 1re paire de nerfs spinaux ainsi que par les artères vertébrales qui se rejoignent en avant du tronc cérébral pour former l'artère basilaire.

5. b

Les parois de la cavité orbitaire sont formées par les os frontal, sphénoïde, lacrymal, ethmoïde, zygomatique, palatin et maxillaire.

6. a

La cavité orbitaire a une forme pyramidale à base antérieure.

La cavité orbitaire présente les foramens ethmoïdaux (passage des artères et nerfs ethmoïdaux antérieurs et postérieurs), le canal optique (passage du nerf optique et de l'artère ophtalmique), la fissure orbitaire supérieure (passage des nerfs oculomoteur, trochléaire, abducens, lacrymal, frontal, naso-ciliaire, des veines ophtalmiques et du rameau sympathique du ganglion ciliaire), la fissure orbitaire inférieure (passage des vaisseaux et nerfs infra-orbitaires et zygomatiques) et le canal lacrymo-nasal (passage du conduit lacrymo-nasal).

7. b

Les fosses nasales présentent une paroi latérale (os nasal, ethmoïde, sphénoïde, lacrymal, maxillaire et palatin, cornet nasal inférieur et cartilages nasaux), une paroi supérieure (os nasal, frontal, lame criblée de l'ethmoïde), une paroi médiale (ethmoïde, vomer, cartilage septal, maxillaire et palatin) et une paroi inférieure (maxillaire et palatin).

8. b

Le nerf phrénique (C4) traverse le hiatus interscalénique (entre les muscles scalène antérieur et moyen) puis contourne le muscle scalène antérieur pour venir se placer à la face antérieure de celui-ci pour descendre ensuit dans le thorax.

Le ganglion stellaire (fusion des ganglions cervical inférieur et 1er thoracique) se situe dans la fosse rétro-pleurale (limitée par la coupole pleurale en avant, le processus transverse de C7 et le col de la 1re côte en arrière) et se présente souvent perforé par l'artère vertébrale.

9. a

L'insertion sur la 1re côte du muscle scalène antérieur sépare la veine subclavière en avant de l'artère subclavière en arrière.
Trois anses nerveuses passent sous l'artère subclavière droite (l'anse subclavière du ganglion stellaire, l'anse du nerf laryngé inférieur et l'anastomose entre le ganglion stellaire et le nerf phrénique) alors que du côté gauche l'anse du nerf laryngé inférieur passe sous l'arc aortique.

10. a

La bifurcation carotidienne (entre les artères carotide interne et externe) se projette au niveau de la partie supérieure du cartilage thyroïde, c'est-à-dire au niveau de C4.

11. d

L'axe ou paquet jugulo-carotidien comprend l'artère carotide commune (vers l'intérieur), la veine jugulaire interne (vers l'extérieur) et le nerf vague (en arrière entre les 2 précédents) enveloppés par la gaine carotidienne (gaine vasculaire du cou) et séparés les uns des autres par des septums fibreux.

12. c

À la face postérieure du sinus carotidien (dilatation terminale de l'artère carotide commune juste avant sa bifurcation) se trouve le glomus carotidien qui est un chémo-récepteur (organe sensible aux taux d'oxygène et de gaz carbonique contenus dans le sang artériel) connecté aux nerfs vague et glosso-pharyngien ainsi qu'au tronc sympathique cervical.

13. a

L'isthme de la glande thyroïde est plaqué sur les 2e, 3e et 4e cartilages trachéaux, les lobes thyroïdiens viennent se placer (par leur face médiale) entre la partie inférieure du cartilage thyroïde et les 5 ou 6 premiers cartilages trachéaux.

14. d

La glande thyroïde (et les glandes parathyroïdes) est vascularisée par les artères thyroïdiennes supérieures (1res collatérales de l'artère carotide externe), les artères thyroïdiennes inférieures (branches du tronc thyro-cervical issu de l'artère subclavière) et parfois par l'artère thyroïdea ima (artère impaire issue généralement de l'arc aortique).
Le drainage veineux de la glande thyroïde (et des glandes parathyroïdes) est assuré par les veines thyroïdiennes supérieures et moyennes (branches de la veine jugulaire interne) ainsi que la ou les veines thyroïdiennes inférieures (issue(s) des veines brachio-céphaliques).

15. e

Le goitre est causé par l'augmentation pathologique du volume de la glande thyroïde.

Les lymphonoeuds de la tête sont essentiellement regroupés à la jonction entre la tête et le cou ainsi qu'au niveau naso-génien.

Les lymphonoeuds du cou forment des chaines cervicales antérieures (profonde et superficielle), latérales (profonde et superficielle) et rétro-pharyngiennes.

16. e

Le noyau bulbaire du nerf accessoire assure, avec le nerf vague, les fonctions de déglutition (avec également le nerf glosso-pharyngien) et de phonation.

Le noyau spinal du nerf accessoire assure l'innervation des muscles rotateurs de la tête (ex. les muscles trapèze et sterno-cléido-mastoïdien), il est donc responsable de la céphalogyrie.

L'oculocéphalogyrie (combinaison des mouvements oculaires et de rotation de la tête) est rendue possible par le faisceau cortico-nucléaire qui établit des relais entre les noyaux des nerfs crâniens.

17. b

Le pharynx est innervé par les nerfs glosso-pharyngien, vague et accessoire ainsi que par le ganglion cervical supérieur (tronc sympathique).

18. c

L'articulation temporo-mandibulaire est une articulation synoviale complexe de type ellipsoïde (et bicondylaire en considérant les 2 articulations).

Elle assure des mouvements de propulsion-rétropulsion (mouvements de tiroir), d'abaissement-élévation (ouverture et fermeture de la bouche) ainsi que de diduction (déplacements latéraux).

Elle est la seule articulation à pouvoir se luxer (de façon bilatérale et vers l'avant) sans intervention extérieure.

L'articulation temporo-mandibulaire est renforcée par des ligaments directs (ligaments temporo-mandibulaires latéral et médial) et à distance (ligaments sphéno-mandibulaire et stylo-mandibulaire).

19. b

Voir la question précédente.

20. e

Le diaphragme stylien est la cloison musculo-fibreuse située entre la face latérale du pharynx et la face médiale du muscle sterno-cléido-mastoïdien ; il définit les régions préstylienne et rétrostylienne.

Il se compose d'un rideau aponévrotique engainant les muscles stylo-pharyngien, stylo-glosse, stylo-hyoïdien et le ventre postérieur du muscle digastrique (auxquels s'ajoutent les ligaments stylo-mandibulaire et stylo-hyoïdien).

L'espace rétrostylien contient l'artère carotide interne, la veine jugulaire interne, les nerfs glosso-pharyngien, vague, accessoire et hypoglosse ainsi que le ganglion cervical supérieur.

21. c

22. d

23. b, e

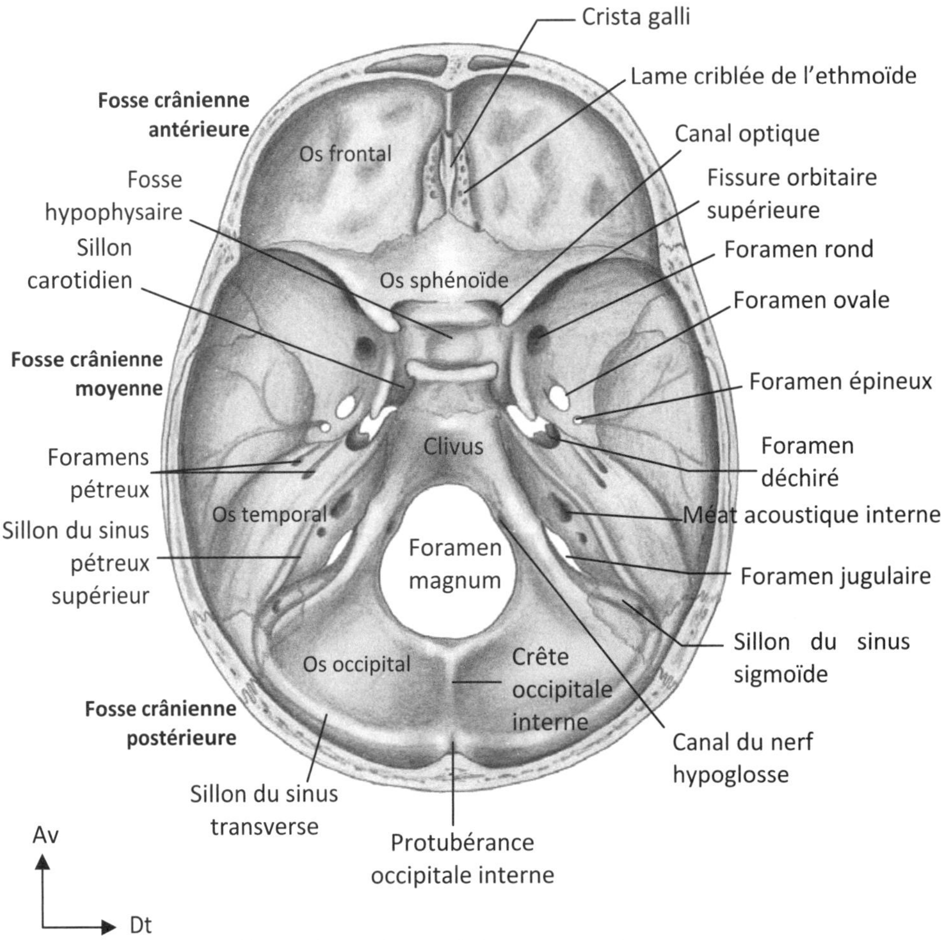

Vue endocrânienne de la base du crâne

Contenu principal des foramens de la base du crâne :
- lame criblée de l'ethmoïde : nerfs olfactif ;
- canal optique : nerf optique, artère ophtalmique ;
- fissure orbitaire supérieure : nerfs oculomoteur, trochléaire, abducens et ophtalmique, veine ophtalmique, racine sympathique du ganglion ciliaire ;
- foramen rond : nerf maxillaire ;
- foramen ovale : nerf mandibulaire, artère méningée accessoire ;
- foramen épineux : artère méningée moyenne ;
- foramen déchiré : artère carotide interne ;
- foramens pétreux : nerfs grand et petit pétreux ;
- foramen jugulaire : nerfs glosso-pharyngien, vague et accessoire, veine jugulaire interne, sinus pétreux inférieur ;
- méat acoustique interne : nerfs facial et vestibulo-cochléaire, vaisseaux labyrinthiques ;
- canal du nerf hypoglosse ;

- foramen magnum : nerf accessoire, moelle allongée et artères vertébrales.

24. c, d, e

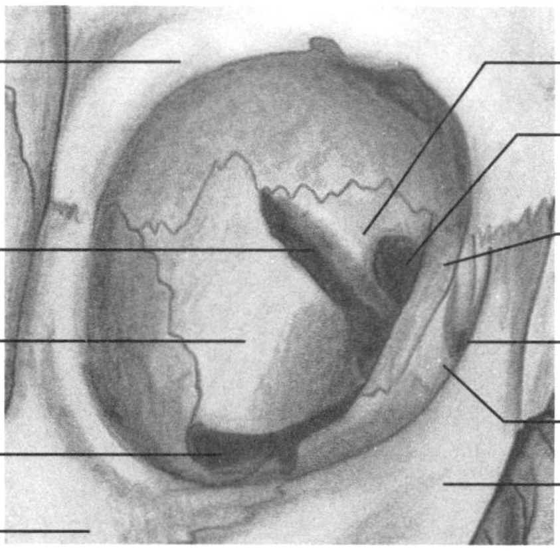

Vue antérieure de l'orbite droite

25. b

26. a

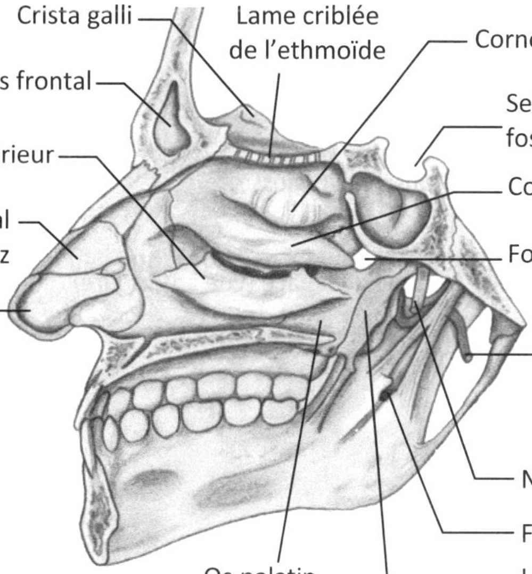

Vue médiale de la paroi latérale des fosses nasales

27. b

35. b

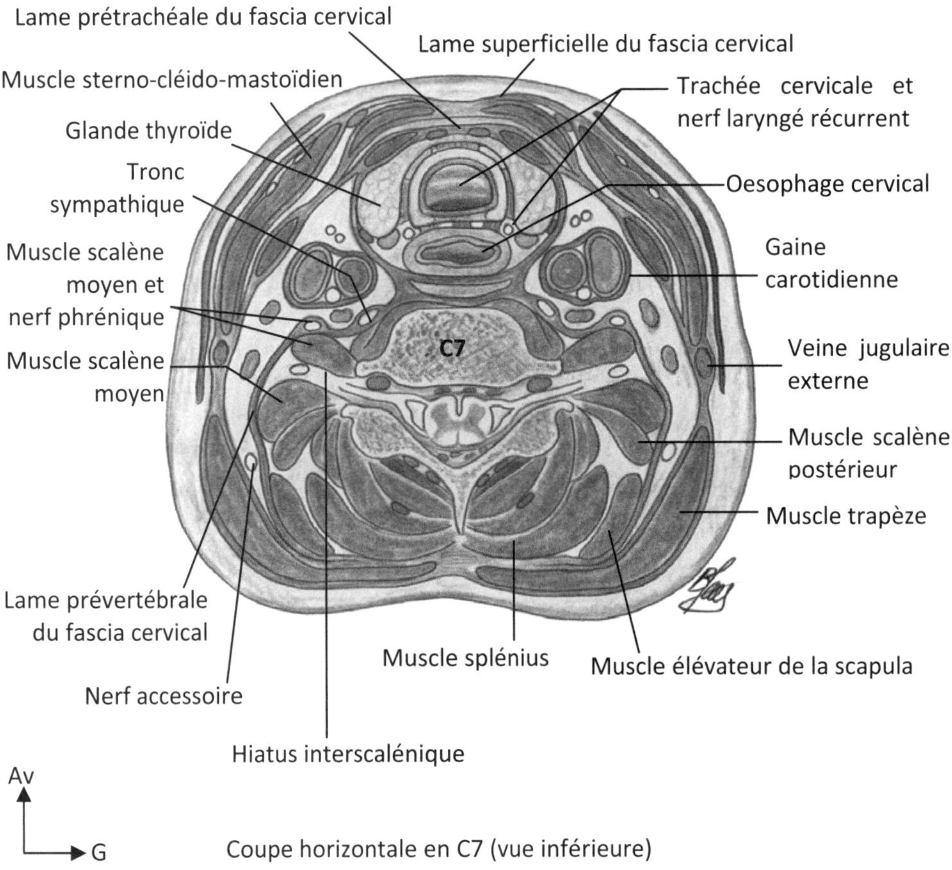

Coupe horizontale en C7 (vue inférieure)

9. À propos de la vulve, on peut dire que :

a. La partie hyménéale du vestibule du vagin se situe à la partie antérieure de la vulve.
b. Les glandes para-urétrales s'ouvrent dans le vestibule de part et d'autre de l'urètre.
c. L'orifice externe de l'urètre se situe entre le clitoris et le vagin.
d. Les glandes vestibulaires majeures se situent de part et d'autre de l'orifice vaginal.
e. À la surface des grandes lèvres existent des glandes sébacées et des poils.

10. Lors de l'examen gynécologique, on remarque que :

a. L'hymen de la femme déflorée, ayant eu un coït complet présente les caroncules hyménéales.
b. L'hymen de la femme primipare présente les caroncules myrtiformes.
c. Les caroncules myrtiformes sont dues à la cicatrisation des déchirures profondes secondaires à l'accouchement.
d. La colonne antérieure du vagin est développée en bas et se bifurque en haut pour former le trigone vaginal.
e. La colonne postérieure du vagin est plus développée que la colonne antérieure.

11. Lors de l'examen gynécologique, on remarque que :

a. La paroi antérieure du vagin présente les rides vaginales transversales qui régressent avec la parité.
b. La paroi antérieure du vagin présente en générale 3 rides transversales.
c. Le vagin mesure 7 à 10 cm de longueur.
d. Le fornix forme un cul-de-sac annulaire autour de la portion intra-vaginale du col utérin.
e. Le col de l'utérus de la femme nullipare présente une ouverture transversale irrégulière.

12. À propos de l'utérus et du vagin, on peut dire que :

a. L'axe général du vagin est oblique en haut et en arrière, faisant un angle de 65° environ avec l'horizontale.
b. Entre la paroi antérieure et la paroi postérieure du vagin existe un vide virtuel.
c. Le vagin présente une inflexion concave en bas et en arrière.
d. L'utérus est antéversé et antéfléchi.
e. Le fundus utérin se trouve en arrière de la vessie.

13. À propos de la structure du vagin, on peut dire que :

a. Le vagin est un conduit musculo-membraneux élastique s'adaptant à la longueur du sexe de l'homme et au passage de la présentation.
b. La tunique adventitielle ou fascia vaginal entoure le vagin.
c. La tunique musculaire du vagin est formée d'une couche superficielle longitudinale et d'une couche profonde circulaire.
d. La lamina propria du vagin est riche en vaisseaux surtout au niveau des colonnes, ces vaisseaux sont turgescents lors du plaisir sexuel.
e. La muqueuse vaginale est un épithélium pavimenteux stratifié squameux kératinisé.

14. À propos des rapports du vagin, on peut dire que :

a. La paroi antérieure est en rapport avec le trigone vésical et l'urètre.
b. La paroi postérieure rentre en rapport avec le récessus péritonéal recto-utérin, le rectum et plus à distance avec le canal anal.
c. Le canal anal est séparé du vagin par le centre tendineux du périnée.
d. Les parois latérales du vagin comprennent un segment pelvien et un segment périnéal.
e. Les bulbes vestibulaires entourent le fornix vaginal.

15. À propos de l'utérus, on peut dire que :

a. Il est piriforme.
b. Il présente un angle d'antéversion et un angle d'antéflexion.
c. Son col est cylindrique et donne insertion au vagin.
d. Son isthme se trouve entre le col et le corps.
e. Le fundus utérin correspond à la partie la plus basse de l'utérus.

16. À propos de l'utérus, on peut dire que :

a. C'est l'organe de la copulation chez la femme.
b. Il présente une cavité virtuelle aplatie avec une face antérieure et une face postérieure.
c. La cavité virtuelle de l'utérus est dans l'ensemble triangulaire à base supérieure.
d. Le canal cervical présente une paroi antérieure et une paroi postérieure marquées par les plis palmés.
e. Chaque pli palmé présente une colonne longitudinale et des ramifications latérales.

17. Les moyens de fixité de l'utérus sont :

a. Les ligaments ronds.
b. Les ligaments utéro-sacraux.
c. Les ligaments vésico-utérins.
d. Les paramètres, les paracervix et les ligaments larges.
e. Les ligaments utéro-urétraux.

18. **À propos des annexes de l'utérus, on peut dire que :**

a. Les trompes et les ovaires forment les annexes de l'utérus.
b. Chaque trompe comprend une partie utérine, un corps et un infundibulum.
c. Les trompes sont mobiles.
d. Les trompes sont péritonisées.
e. Les ovaires sont péritonisés.

19. **À propos des ovaires, on peut dire que :**

a. Il est piriforme et aplati.
b. Son pôle crânial est fixé par le ligament suspenseur de l'ovaire.
c. Son pôle caudal est relié à la corne utérine par le ligament propre de l'ovaire.
d. Son bord ventral reçoit le mésovarium péritonéal.
e. Son bord dorsal est longé par la frange ovarique et l'infundibulum tubaire.

20. **À propos des ovaires, on peut dire que :**

a. Le cortex ovarique contient les follicules à divers stades de maturation.
b. L'ovaire est exclusivement vascularisé par l'artère utérine.
c. L'ovulation se fait dans la cavité péritonéale.
d. La partie centrale de l'ovaire porte le nom de médulla ovarique.
e. L'ovaire est mobile dans la cavité péritonéale.

De la question 21 à la question 23 : donner la réponse juste.

21. **À propos du ligament large, on peut dire que :**

a. C'est une formation péritonéale paire et symétrique tendue des faces latérales de la vessie aux parois latérales de l'excavation pelvienne.
b. Le mésofuniculaire forme l'aileron postérieur du ligament large.
c. Le mésosalpinx forme l'aileron supérieur du ligament large.
d. Le mésovarium forme l'aileron antérieur du ligament large.
e. Le mésomètre forme le sommet du ligament large et contient le paramètre.

22. **À propos du rectum, on peut dire que :**

a. La jonction recto-sigmoïdienne se projette au niveau du corps de la 1re vertèbre sacrale.
b. La totalité du rectum est péritonisée.
c. Le rectum comprend une partie pelvienne et une partie périnéale ou canal anal.
d. Le rectum pelvien présente une courbure à concavité postérieure.
e. Le rectum périnéal présente une courbure à concavité antérieure.

23. À propos de l'anus et du canal anal, on peut dire que :

a. La zone des colonnes anales est la zone inférieure du canal anal.
b. Le pecten anal est une zone aglandulaire.
c. Le muscle sphincter externe de l'anus est un muscle lisse.
d. Les fibres du muscle élévateur de l'anus se terminent sur le rectum sans pénétrer dans les parois du canal anal.
e. En position génupectorale les paquets hémorroïdaires se situent à 3 h, 8 h et 11 h.

De la question 24 à la question 32 : relations de cause à effet.

24. Devant une lésion cancéreuse de la vulve on pratique un examen des lymphonoeuds inguinaux
parce que le drainage lymphatique de la vulve se fait exclusivement vers les lymphonoeuds inguinaux.

25. Par le toucher rectal on ne peut pas atteindre le récessus péritonéal recto-génital
parce que ce récessus se trouve juste au-dessus de la partie postérieure du fornix vaginal

26. L'examen de l'hymen est habituel chez la jeune fille en médecine légale après une allégation de viol
parce que l'hymen se déchire en général après un coït complet.

27. En cas de rétention urinaire on peut facilement atteindre la vessie par cathétérisme supra-pubien
parce que le dôme de la vessie pleine est juste au-dessus et en arrière de la symphyse pubienne.

28. La lésion des myélomères S2, S3 et S4 donne des troubles de la défécation et de la miction
parce que la vessie et le rectum présentent chacun un sphincter lisse et un sphincter strié.

29. La lésion du nerf obturateur entraîne une anesthésie de la vulve
parce que la vulve correspond aux métamères S3 et S4.

30. La cystocèle (hernie de la vessie à travers la paroi antérieure du vagin) se voit souvent chez la femme âgée ayant eu plusieurs traumatismes obstétricaux
parce que le vagin constitue la structure fondamentale centrale de la statique des viscères pelviens.

31. On peut dire que la partie postérieure du fornix vaginal mérite le nom de lac urinaire
parce que l'urètre féminin est court et rectiligne.

32. La lésion du plexus hypogastrique entraîne des troubles de la miction
parce que les nerfs qui commandent la contraction du détrusor (muscle lisse de la vessie) et qui véhiculent la sensibilité vésicale passent par le plexus hypogastrique.

De la question 33 à la question 35 : questions à choix multiples, donner la réponse qui contient toutes les propositions justes.

33. À propos de la vascularisation artérielle du pelvis, on peut dire que :

1. Les artères iliaques communes naissent par division de l'aorte en avant du corps de L4.
2. L'artère pudendale interne donne l'artère utérine et l'artère vaginale.
3. L'artère utérine est très flexueuse.
4. L'artère ovarique provient de l'aorte et prend naissance en regard du corps de L2 ou de L3.
5. L'artère ombilicale ne vascularise que la paroi abdominale.

A. 1-2-3-4-5 B. 1-2-3-4 C. 3-4-5 D. 1-3-4 E. 1-2-3

34. À propos du drainage lymphatique du petit bassin, on peut dire que :

1. Le drainage lymphatique du rectum se fait : par des collecteurs supérieurs qui suivent les vaisseaux rectaux supérieurs et les vaisseaux mésentériques inférieurs, par des collecteurs moyens qui vont vers les lymphonoeuds iliaques internes, par des collecteurs inférieurs qui vont vers les lymphonoeuds inguinaux.
2. Le drainage lymphatique de l'utérus se fait vers les lymphonoeuds inguinaux, iliaques internes, iliaques externes, sacraux et lombaux.
3. Sur les parois du petit bassin on trouve les lymphonoeuds iliaques internes, iliaques externes, iliaques communs et sacraux
4. Le drainage lymphatique de l'ovaire gauche se fait vers les lymphonoeuds iliaques internes mais aussi vers les lymphonoeuds du pédicule rénal parce que les lymphonoeuds suivent les vaisseaux gonadiques et la veine gonadique gauche se jette dans la veine rénale gauche
5. Les lymphonoeuds du petit bassin sont richement vascularisés ce qui nécessite un curage étendu lors de la chirurgie des cancers.

A. 4-5 B. 3-4-5 C. 2-3-4-5 D. 1-2-3-4-5 E. 1-2-3-5

35. À propos des vaisseaux des organes du petit bassin, on peut dire que :

1. La veine gonadique gauche se jette dans la veine rénale gauche.
2. Les veines utérines se jettent dans la veine iliaque interne.
3. Au niveau du canal anal existent des anastomoses porto-caves.
4. Au niveau de la vulve existent des anastomoses porto-caves.
5. En arrière et au dessous de la symphyse pubienne existent des espaces décollables avasculaires.

A. 1-2-3-4-5 B. 1-2-3-4 C. 1-2-3 D. 2-3-4-5 E. 1-2-3-5

De la question 36 à la question 45 : interprétation de schémas.

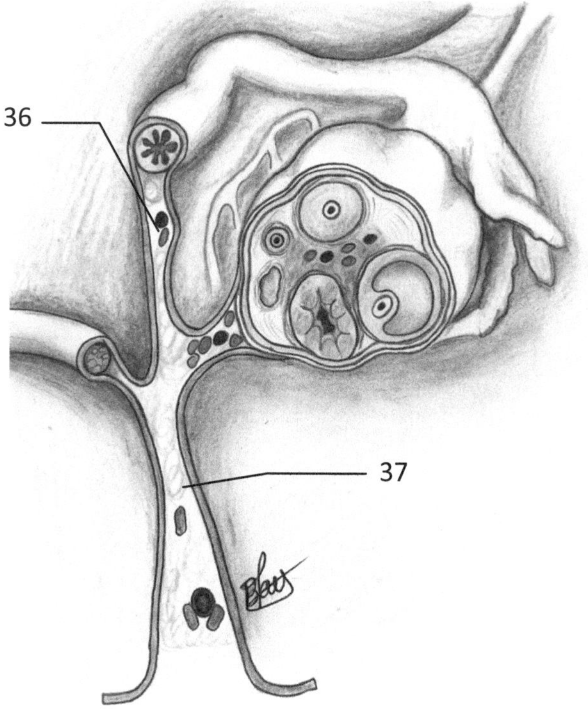

36. Coupe sagittale du ligament large droit

a. Mésofuniculaire.
b. Mésosalpinx.
c. Paracervix.
d. Paramètre.
e. Endomètre.

37. Coupe sagittale du ligament large droit

a. Mésofuniculaire.
b. Mésosalpinx.
c. Paracervix.
d. Mésomètre.
e. Endomètre.

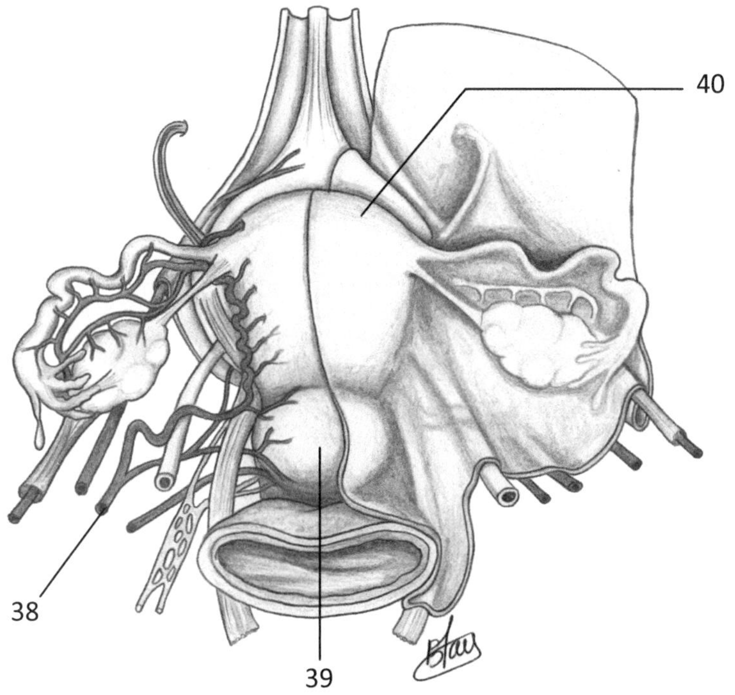

38. Vue postérieure de l'utérus et de ses annexes

a. Artère utérine.
b. Artère ombilicale.
c. Artère vaginale.
d. Artère tubaire.
e. Artère pudendale interne.

39. Vue postérieure de l'utérus et de ses annexes

a. Fundus utérin.
b. Fornix utérin postérieur.
c. Isthme utérin.
d. Fornix vaginal postérieur.
e. rectum.

40. Vue postérieure de l'utérus et de ses annexes

a. Isthme utérin et endomètre.
b. Corne utérine et endomètre.
c. Fundus utérin et périmétrium.
d. Fornix utérin.
e. Endomètre.

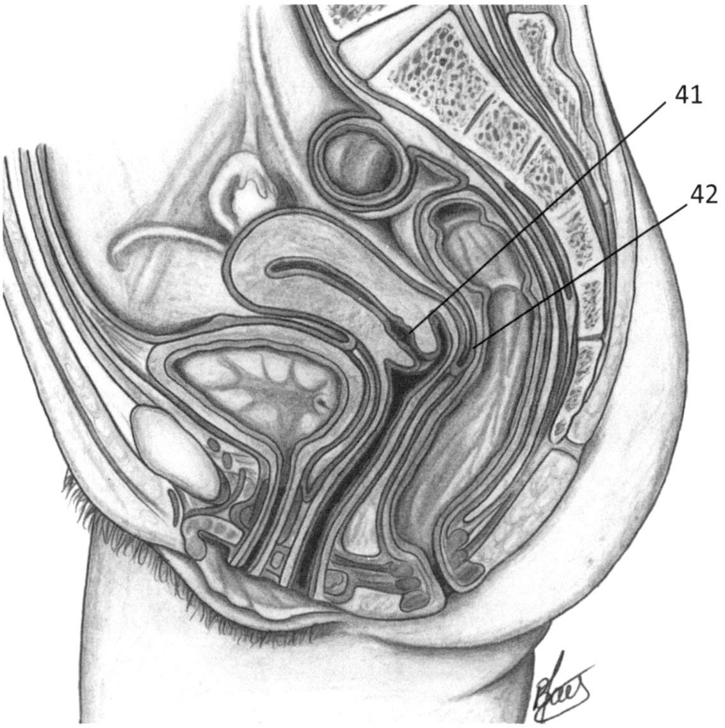

41. Coupe sagittale médiane du pelvis et du périnée

a. Cavité utérine.
b. Canal cervical.
c. Fornix utérin.
d. Corne utérine.
e. Fornix vaginal antérieur.

42. Coupe sagittale médiane du pelvis et du périnée

a. Cul-de-sac vésico-utérin.
b. Cul-de-sac recto-utérin.
c. Cul-de-sac recto-cervical.
d. Récessus utérin.
e. Récessus périnéal.

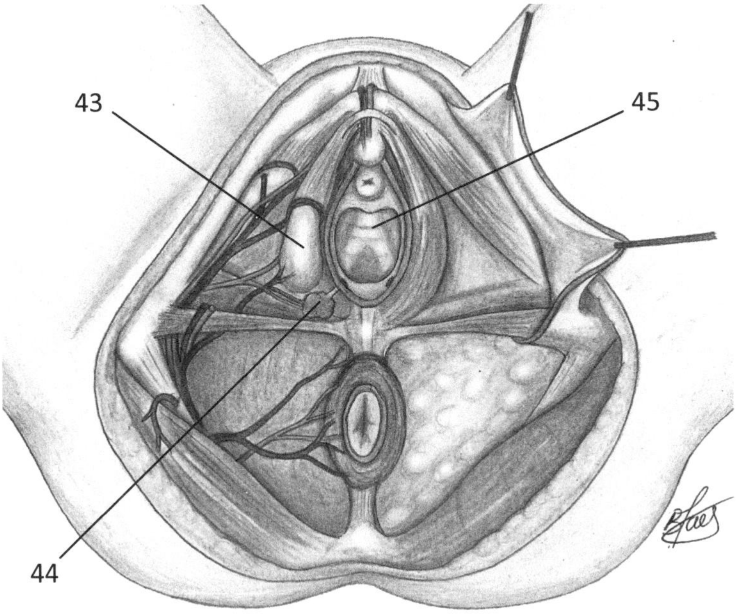

43. Dissection du périnée

a. Bulbe vestibulaire.
b. Bulbe caverneux.
c. Pilier du clitoris.
d. Muscle bulbo-spongieux.
e. Glande para-urétrale.

44. Dissection du périnée

a. Glande para-urétrale.
b. Glande bulbo-urétrale.
c. Glande vestibulaire majeure.
d. Glande caverneuse.
e. Glande vestibulaire mineure.

45. Dissection du périnée

a. Détrusor.
b. Colonne postérieure du vagin.
c. Col utérin.
d. Colonne antérieure du vagin.
e. Colonne vésicale.

Réponses

1. e
La face externe de l'os coxal regarde en arrière et en dehors.

2. c
L'articulation sacro-iliaque, articulation synoviale plane, présente une mobilité réduite à quelques degrés au cours de la nutation et de la contre nutation.

3. c
C'est le bord antérieur de l'aile du sacrum qui délimite une partie du détroit supérieur.

4. a
Le muscle obturateur externe ne fait pas partie des muscles de la paroi musculaire pelvienne ; il est rotateur externe de la cuisse.

5. b
Le diaphragme pelvien constitue un solide hamac musculaire contenant les organes pelviens ; il est formé de 2 muscles : le muscle élévateur de l'anus (avec une partie ilio-coccygienne et une partie pubo-coccygienne) et le muscle coccygien. Il présente dans sa partie antérieure le hiatus uro-génital et dans sa partie postérieure le hiatus anal.

6. c
Le périnée est l'ensemble des parties molles qui ferment le détroit inférieur du bassin. De forme losangique, il est limité en avant par la symphyse pubienne, latéralement par les branches ischio-pubiennes et les tubérosités ischiatiques, postérieurement l'apex du coccyx.
Le périnée est horizontal et sous tendu par le centre tendineux.

7. e
Il s'agit du pudendum (qui correspond à la vulve) et non du pubendum.

8. a
Le clitoris se compose d'une racine (piliers des corps caverneux et bulbes vestibulaires), d'un corps et d'un gland ; il est recouvert par le prépuce du clitoris formé par les petites lèvres.

9. a
Le vestibule du vagin, limité par la face interne des petites lèvres, présente une partie urétrale antérieure triangulaire et une partie hyménéale postérieure correspondant à l'orifice vaginal.

10. e
Les parois internes du vagin présentent des rides transversales et 2 colonnes, antérieure et postérieure. La colonne antérieure est plus développée et se bifurque dans sa partie supérieure pour constituer le triangle vaginal (zone érogène).

11. e
L'orifice externe du col utérin est punctiforme chez la nullipare, il forme une fente transversale régulière chez la primipare et une fente large et irrégulière chez la multipare.

12. e
Le corps et le col de l'utérus forment un angle de 100 à 120 ° ouvert en avant recevant la partie postérieure de la vessie.
Le fundus utérin se trouve ainsi au-dessus de la vessie et est en rapport avec les anses grêles.

13. e
La tunique muqueuse du vagin se compose d'un épithélium pavimenteux stratifié squameux non kératinisé facilitant les rapports sexuels.

14. e
Les bulbes vestibulaires (analogues du bulbe spongieux masculin) situés à la partie inférieure du diaphragme uro-génital, se placent de part et d'autre du vestibule du vagin ; ils se rejoignent en avant pour former la commissure bulbaire puis le corps du clitoris avec les corps caverneux.

15. e
Le fundus utérin correspond à la partie supérieure du corps de l'utérus (cf. question n° 12).

16. a
L'utérus est l'organe de la gestation, le vagin est l'organe de la copulation.

17. e
L'utérus est amarré dans la cavité pelvienne par :
- en avant les ligaments ronds et vésico-utérins,
- latéralement les ligaments larges (au niveau du corps utérin et des annexes), les paramètres (au niveau de la partie supra-vaginale du col utérin) et les paracervix (au niveau du fornix vaginal),
- en arrière par les ligaments utéro-sacraux.

Chaque ligament large est une formation péritonéale à double feuillet (contenant dans les mésos ainsi constitués vaisseaux, nerfs, ligaments et vestiges embryonnaires) recouvrant les annexes utérines et tendu latéralement entre le corps de l'utérus et les parois pelviennes latérales. Il présente 4 parties : le mésomètre latéro-utérin, le mésosalpinx sous-tendu par la trompe utérine, le mésofuniculaire sous-tendu par le ligament rond et le mésovarium sous-tendu par l'ovaire et le ligament propre de l'ovaire.
La connaissance de la topographie des ligaments utérins est utile en chirurgie dans la pratique de l'hystérectomie.

18. e
Les ovaires sont intrapéritonéaux et non péritonisés (cf. p. 207, réponse n° 10).

19. a
L'ovaire, situé dans la fosse ovarique, est de forme ovoïde et légèrement aplati ; il est de couleur blanchâtre.

20. b
L'ovaire est vascularisé par l'artère ovarique (qui a un rôle dominant) et par l'artère utérine qui s'anastomosent à plein canal en formant les arcades infra-ovarique et infra-tubaire.

21. c
(cf. réponse de la question n° 36).

22. c
La jonction recto-sigmoïdienne se projette en regard de S3 et la jonction ano-rectale se trouve au niveau du diaphragme pelvien.
Le rectum se compose d'une partie pelvienne et d'une partie périnéale (canal anal) ; il présente une courbure sacrale et une courbure périnéale ainsi que 3 sillons transverses.

23. e
Le canal anal, plus court chez la femme, présente 3 zones de haut en bas : la zone des colonnes anales, le pecten anal (contenant des glandes sébacées) et la zone ano-cutanée.

24. c
Le drainage lymphatique de la vulve est principalement inguinal mais également iliaque interne.

25. d
Le toucher vaginal et le toucher rectal permettent d'atteindre avec l'index le cul-de-sac recto-utérin.

26. a

27. a

28. b
La lésion des myélomères S2, S3 et S4 supprime les noyaux moteurs parasympatiques qui entraînent la contraction du détrusor et de la musculature lisse du rectum ainsi qu'un relâchement des sphincters lisses.

29. d
La vulve est principalement innervée par les rameaux du nerf périnéal, branche du nerf pudendal.

30. b
C'est la distension du périnée qui est la cause de la cystocèle.

31. d
La partie postérieure du fornix vaginal mérite le nom de lac spermatique.

32. a

33. D

Les artères utérines, vaginales et pudendale interne sont des branches terminales de l'artère iliaque interne. L'artère pudendale interne donne les artères rectale inférieure, périnéale et les artères des organes génitaux externes.

L'artère ombilicale, branche de l'artère iliaque interne, donne des branches vésicales supérieures avant de s'oblitérer et donner le ligament ombilical médial.

34. D

35. C

Les seules anastomoses porto-caves du petit bassin se situent au niveau plexus rectal interne entre les veines rectales supérieures (système porte) et les veines rectales moyennes et inférieures (système cave).

36. b

37. d

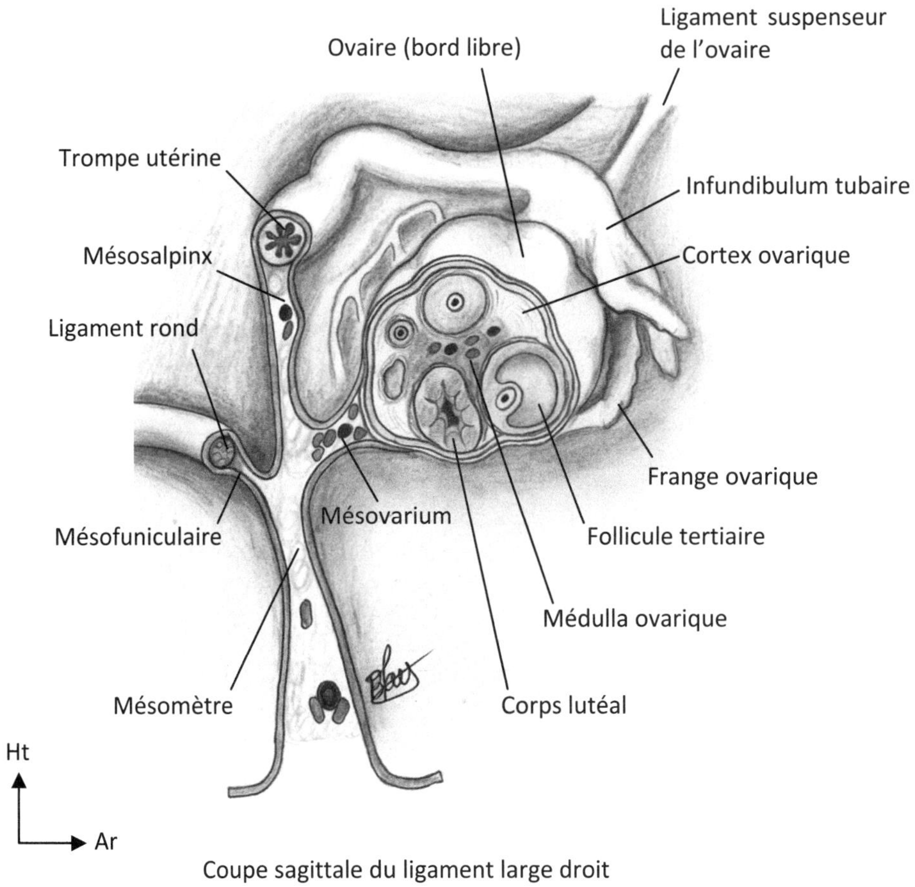

Coupe sagittale du ligament large droit

38. a

39. d

40. c

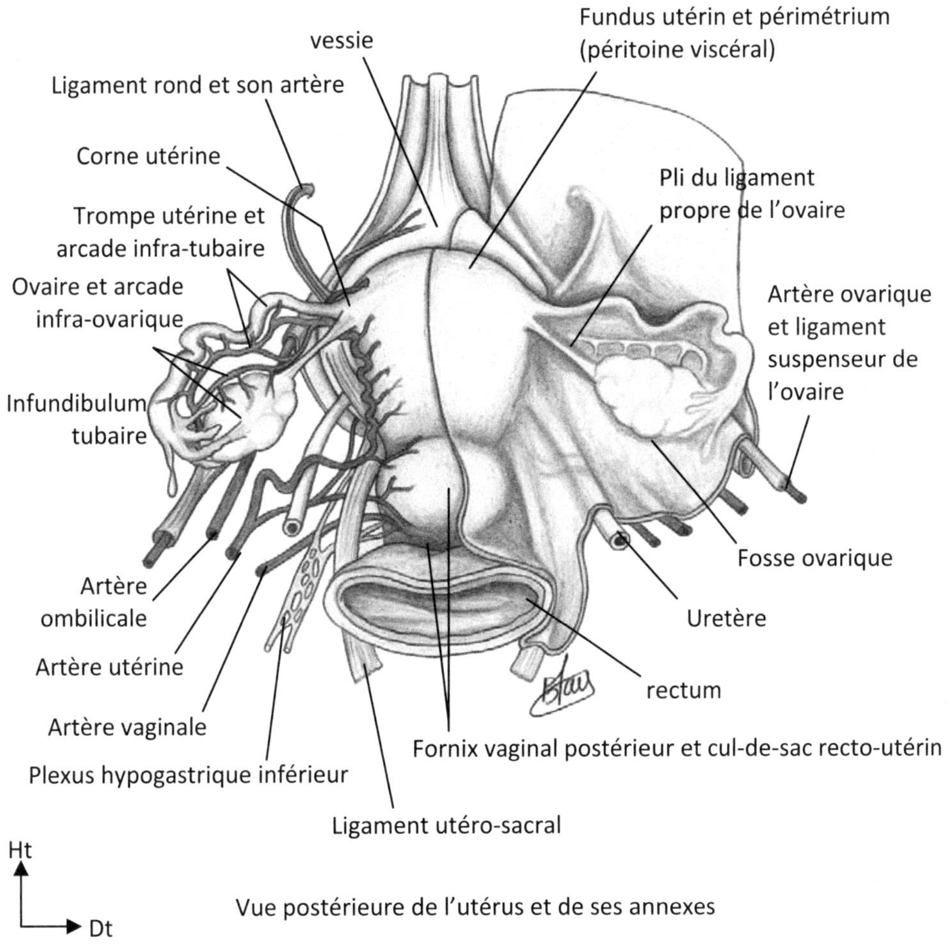

Vue postérieure de l'utérus et de ses annexes

41. b

42. b

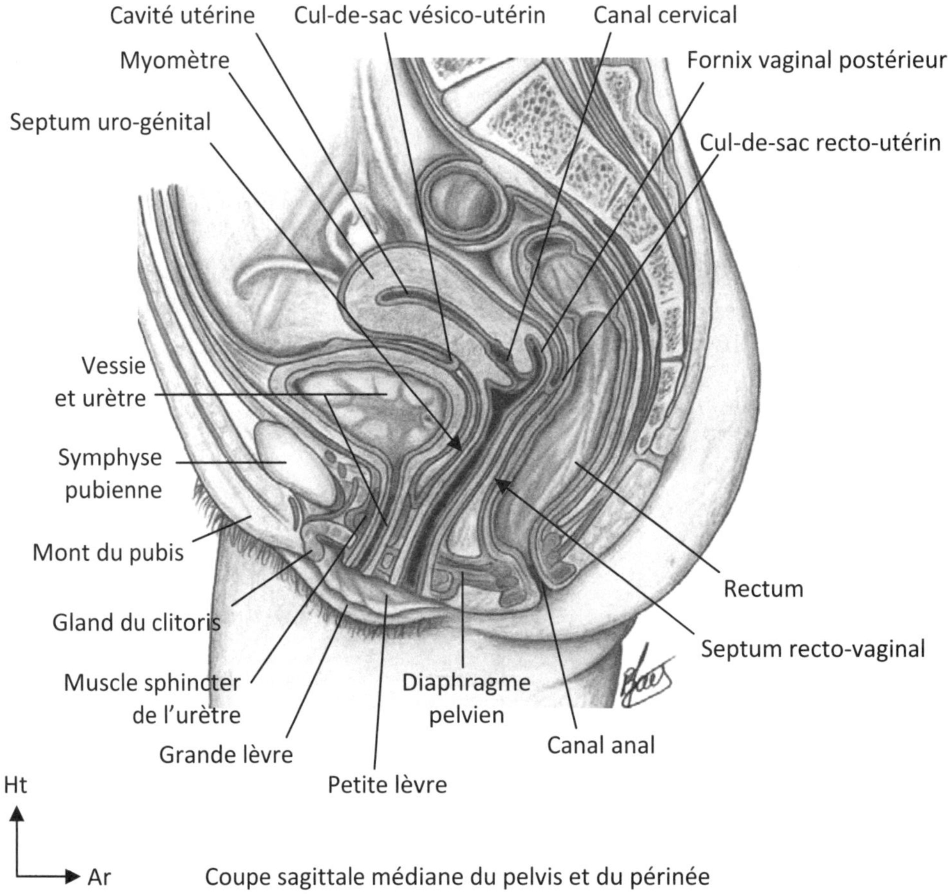

Coupe sagittale médiane du pelvis et du périnée

43. a

44. c